脂肪燃燒！

7天喝出不復胖好體質

岡本羽加

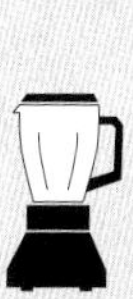

diet juice!

三悅文化

prologue

利用早晨的蔬果汁打造「美腸」生活

中醫認為「虛寒體質」、「便秘」、
「肩膀僵硬」等不適症狀
大多是氣血不足或循環不良所導致。
偏食或不正常的生活習慣，
會打亂體內的氣血平衡，
讓體內老廢物質堆積，血液循環變差等，
容易造成生病或肥胖。

能有效地排出老廢物質、
促進循環的就是「燃脂蔬果汁」。
用一杯現做的果汁取代早餐。
藉由生鮮的蔬菜水果含有的酵素，
可迅速消化、排出堆積在體內的老廢物質，
調整腸內環境。
腸道變乾淨後，血液循環便會變好，
最後就能養成易瘦體質。
如果想再加強減重效果，

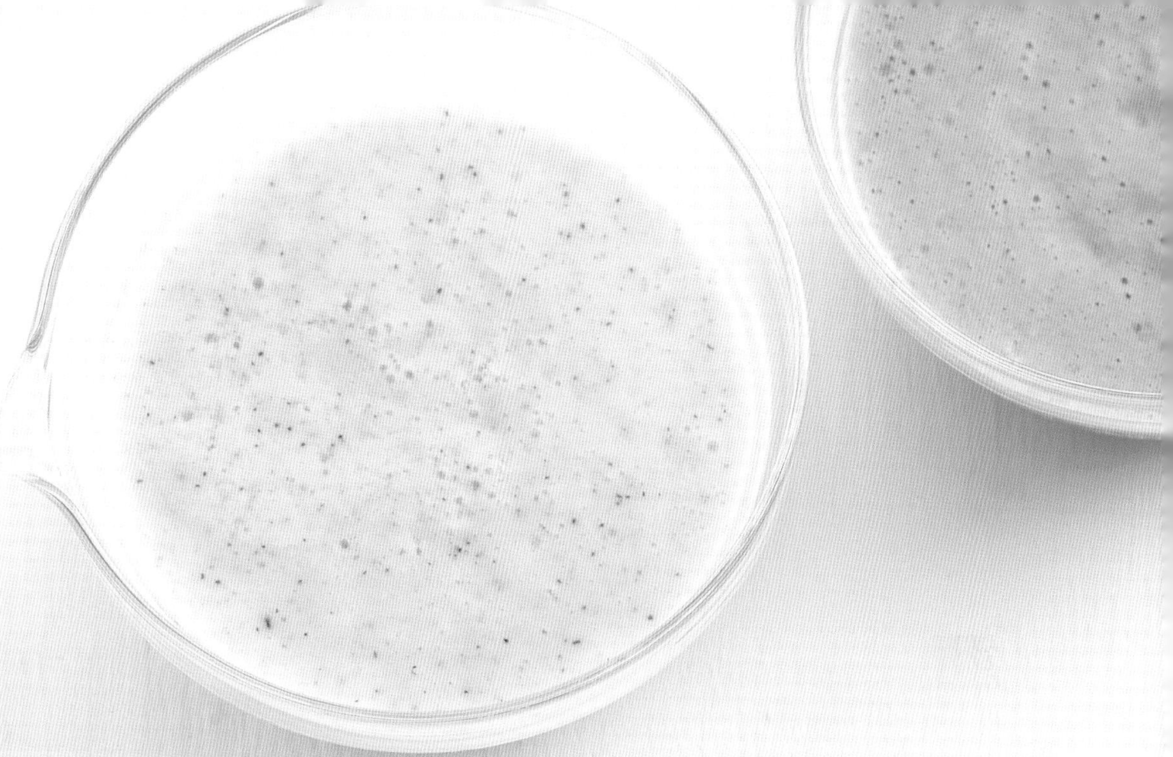

就在晚餐中加入「燃脂蔬菜湯」。
滿滿的根菜湯中，膳食纖維也滿點！
加強老廢物質的排出。

本書中的蔬菜水果都是容易取得的食材，
作法也很簡單。
下定決心就可以馬上開始動手製作。
「無法克制食欲」、「討厭花功夫」、
「沒時間」……是瘦身常見的煩惱。
如果是「燃脂蔬果汁」、「燃脂蔬菜湯」，
就不用擔心。

「好喝又簡單！」
在製作本書所介紹的果汁和蔬菜湯
有這樣的感覺時，
您的「美腸」生活已經正式啟動。
您願意將果汁、蔬菜湯帶入平常飲食中，
一邊樂在其中，一邊享受美味、聰明地變美麗嗎？

contents

Step 1

Step 2

Step 3

藉由集中排毒來調整身體

美容&抗老&經期不順！

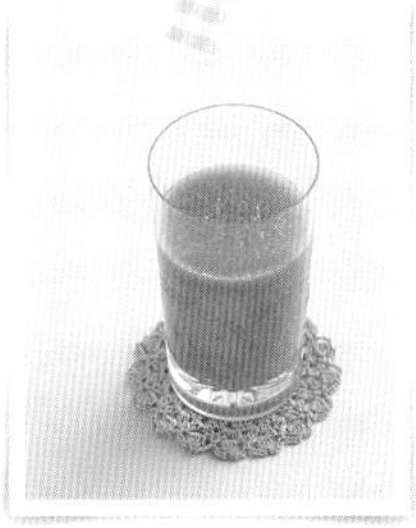

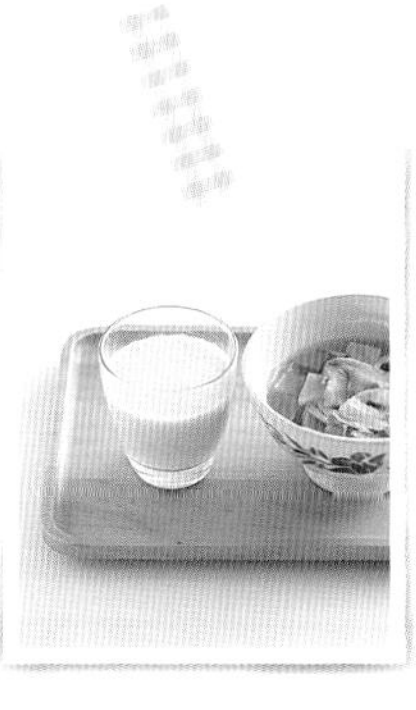

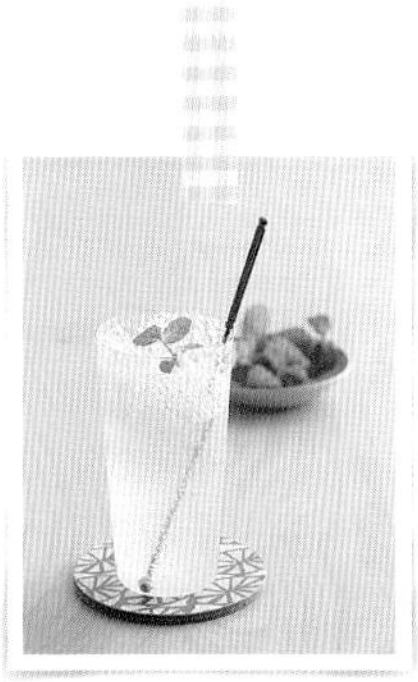

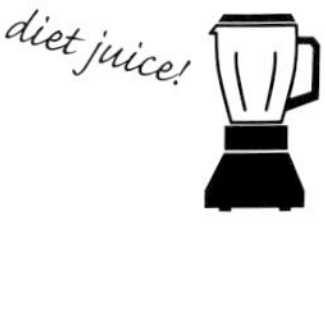

●利用燃脂蔬果汁、燃脂蔬菜湯的瘦身法，和一般瘦身法相比，屬於「必須這樣做」硬性規定較少的瘦身方式。只要取代日常飲食的一部分，就能自然調整腸內環境，輕鬆減重。不過，腸胃較弱的人或身體狀況差時，千萬不要勉強實行。請一邊配合身體狀況一邊調整體質。

●本書的瘦身範例，目的不是為了治療或改善疾病。若有出現疾病相關自覺症狀的人，請找相關醫生協助。

●果汁的份量約為200ml的玻璃杯，為依據食材容易製作的份量。蔬菜湯以容易製作的3～4人份為基準。

●份量標記一杯為200ml，1大匙15ml，1小匙為5ml。

●蔬菜或水果會依季節變化而有很大的差別。食譜中的蔬菜水果大小差不多即可。

●本書中蜂蜜醃漬物的保存期，以裝進煮沸消毒過的玻璃瓶中加以密閉，為大致放在冰箱保存的狀態。保存期會因為保存狀態而有所不同。

Step 1

利用酵素的力量
提升代謝＆排毒！

早晨享用「燃脂蔬果汁」

只需喝一杯用蔬菜或水果
打成的新鮮果汁來取代早餐。
瘦得漂亮的第一步，
就從酵素滿滿的
「燃脂蔬果汁」開始。

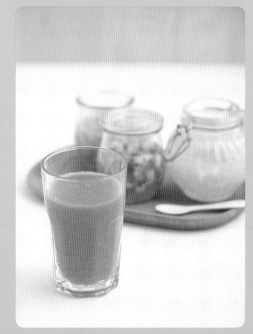

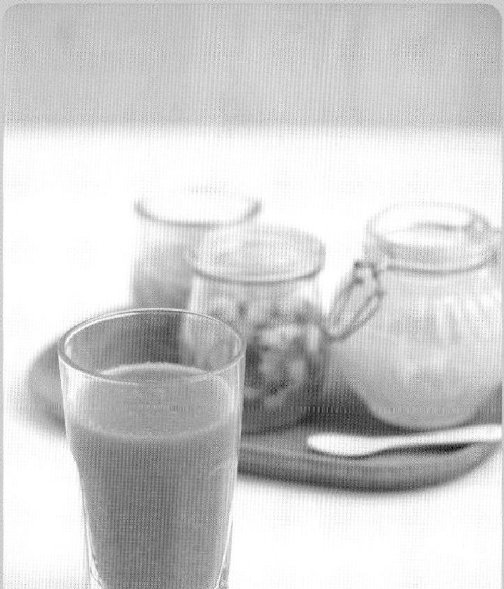

藉著酵素的力量
養成易瘦體質！

何謂「燃脂蔬果汁」瘦身法？

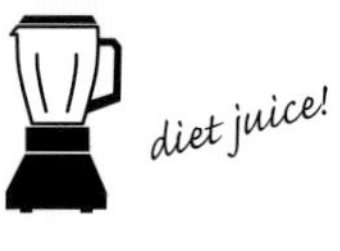

只要用一杯果汁取代早餐。
毫不勉強、
簡單的瘦身。

每次想到「我想變瘦！」時，相信每個人在意的都是卡路里的攝取量。若想在短期內瘦身而減少食量，維生素或鈣質等人體必要營養素就會變得不足，進而引起便秘、皮膚粗糙、身體不適等問題。再則，忍耐不吃喜歡的食物，這樣的減肥壓力很大，無法長久持續，最後導致復胖。

要推薦有這些困擾的人，將早餐替換成「燃脂蔬果汁」計畫。只要用來取代早餐即可，魅力在於能夠輕鬆持續。

這個計畫便是連續一個星期只用蔬菜或水果製作一杯生鮮蔬果汁當作早餐。這樣聽起來，或許會令人產生像在斷食，痛苦的印象。不過不需要擔心。本書介紹的果汁，會將整個食材攪拌混合，所以能夠完整攝取對身體有益的膳食纖維，份量也很足夠。份量充足，就能獲得飽足感。而且午餐想吃什麼都可以。晚餐以蛋白質爲主。基本上，肉類要挑選低脂肪、高蛋白質的部位，油炸物要節制食用。

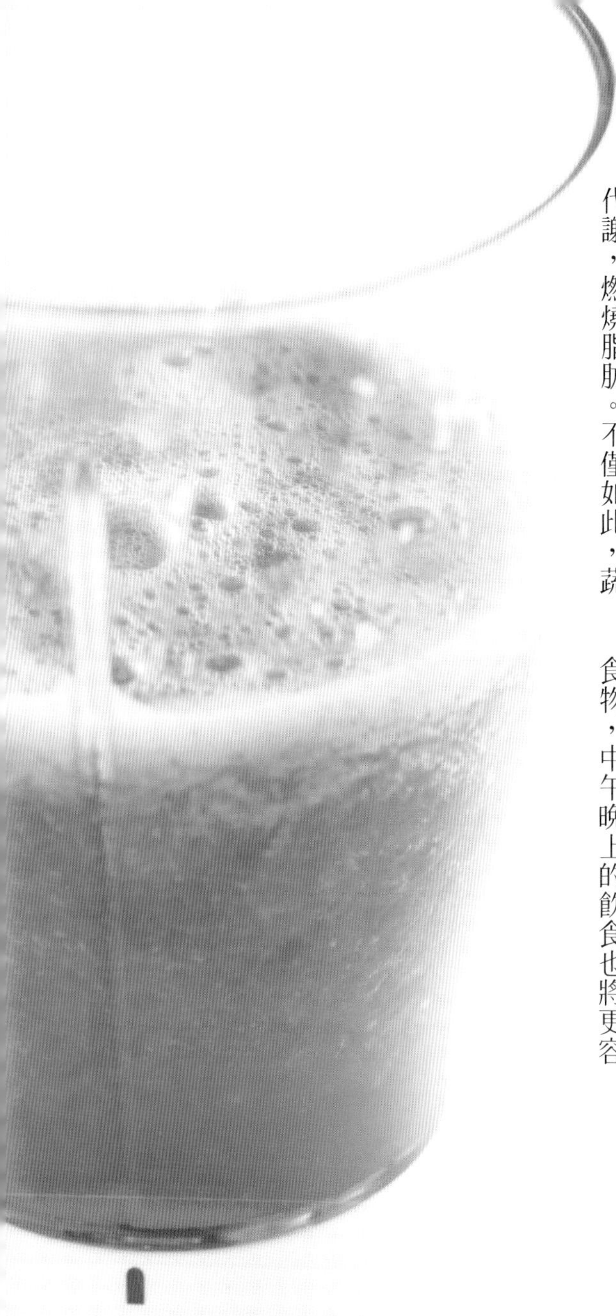

第一天、第二天尚未習慣時，或許會覺得好像吃不夠，不過到了第三天、第四天……第七天時，身體應該會感受到難以置信的輕盈感。

藉由蔬菜&水果大量攝取「食物酵素」，提升代謝力。打造易瘦循環。

生鮮蔬菜或水果中含有豐富的「食物酵素」。食物酵素能幫助食物順利被身體消化吸收，促進代謝，燃燒脂肪。不僅如此，蔬菜或水果中還含有幫助酵素運作的維生素、讓腸道變乾淨的膳食纖維以及抑制酵素活性的抗氧化物質，因此可以調整腸內環境、提升免疫力。

生鮮果汁在晨間飲用效率最佳。早晨腸胃的蠕動緩慢，藉由不會對身體造成負擔的飲食，可掃除腸道廢物促進排泄。將蔬菜或水果磨碎的果汁容易消化，能快速轉化成能量。

早上如果可以攝取容易消化的食物，中午晚上的飲食也將更容易消化，還可提升代謝力，最後養成易瘦的身體循環，也能逐漸提高瘦身的效果。

而且重要的是，現做果汁新鮮又好喝，魅力在於輕鬆就能調製完成。先從一個星期開始，然後朝著兩個星期的目標持續邁進吧。

利用蜂蜜的天然力量「瘦得漂亮」

做為燃脂蔬果汁的基底 蜂蜜×3種食材

diet juice!

挑選做為基底的蔬菜或水果，加入蜂蜜醃漬。這樣就完成果汁的基底。

製作果汁從挑選主要食材開始。本書著重在提升「改善虛寒體質」、「排毒」、「瘦身」三種效果的食材，從隨手取得的食材來製作。舉例來說，「改善虛寒體質」就選擇生薑，「排毒」就是奇異果，「瘦身」則是葡萄柚。然後，將這三種食物各自用蜂蜜醃漬。這樣就完成製作燃脂蔬果汁的基底。

成爲重點的蜂蜜，含有180多種的天然成分。蜂蜜的熱量不但比砂糖少，甜味卻又比砂糖高，因此是瘦身中的好幫手。除此之外，飲用蜂蜜後能延緩血糖的上升速度，有助預防脂肪的囤積。另外，蜂蜜具有潤腸的效果，對預防便秘、肌膚保濕效果顯著，能達到美膚的功效。

蜂蜜加上三種食材具有的功效，除了可改善虛冷症，還可強力排毒及提高瘦身效果。

蜂蜜醃漬物完成後，接下來的步驟就很簡單。只需搭配能進一步提升各種效果的蔬菜、水果或乳製品，加以磨碎，就完成了。

藉由蜂蜜×3種食材提升瘦身力！

改善虛冷體質

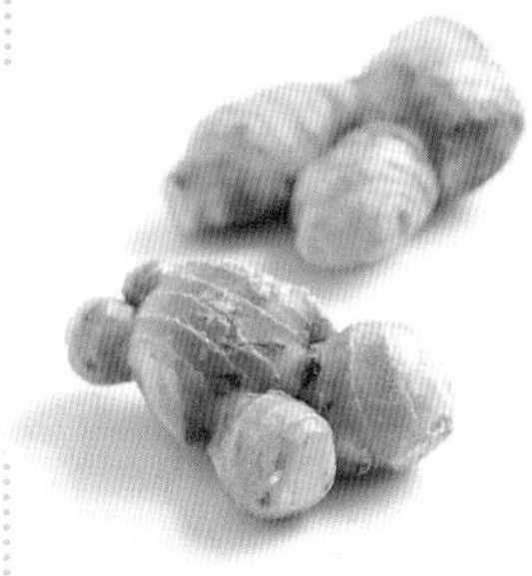

生薑

生薑特有的辛辣成分「薑辣素」可溫暖身體，促進血液循環，有助於改善虛冷體質。另外，生薑含有功效強大的蛋白質分解酵素，具有促進食物消化吸收的功能。

排毒

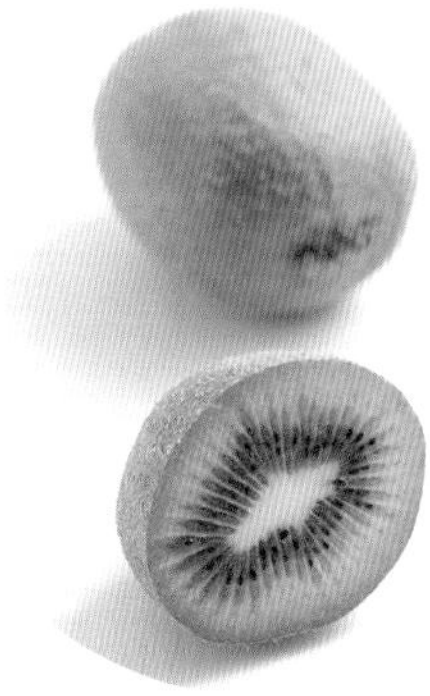

奇異果

奇異果含有豐富的維生素C，可提高身體的免疫力，並且具有預防肌膚乾燥、白髮等美容功效。又，奇異果有調整胃腸、幫助消化的功效，所以排毒效果大。另外還有冷卻身體、潤喉的作用。

瘦身

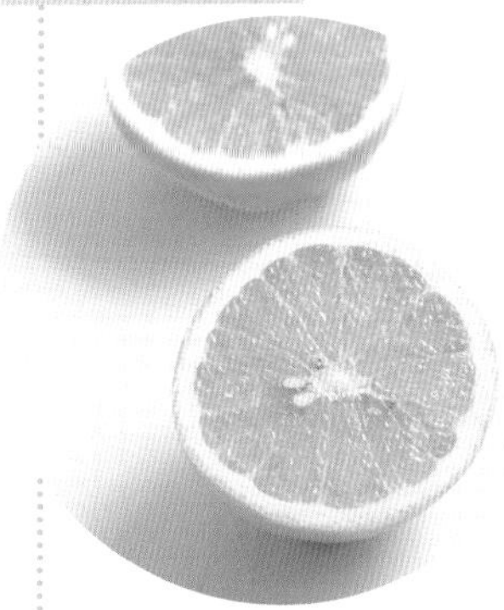

葡萄柚

葡萄柚所散發的清新香味可使人心情平靜，舒緩胃部不適。具有解毒的功效，可提高瘦身效果。另外，含有豐富的維生素C，果肉呈紅色是含茄紅素和胡蘿蔔素的關係。

×

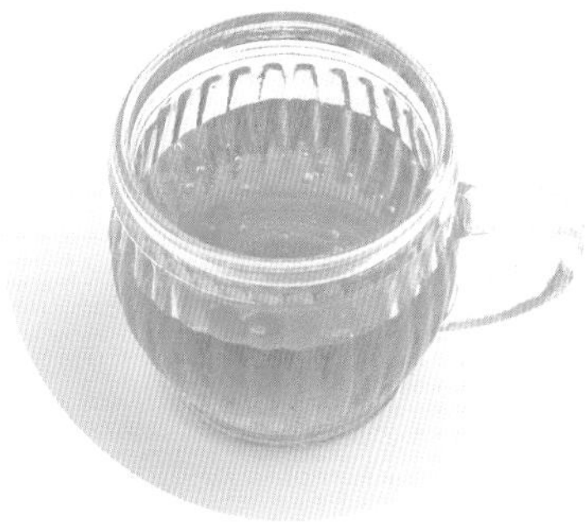

蜂蜜

和砂糖相較起來，蜂蜜1小匙（7g）21大卡，砂糖7g27大卡，熱量相對比較低。營養價值高，含有鐵、鈣、鉀等礦物質，維生素B1、B2、維生素B5、多酚等。中醫十分重視蜂蜜的功效，也會當作治療藥物來使用。

※未滿1歲的嬰兒不宜吃蜂蜜，蜂蜜中會含有肉毒桿菌，可引起嬰幼兒中毒症狀。

（→蜂蜜的相關知識亦可參照P.32）

蜂蜜醃漬物的 3 種作法

首先，先來製作成為美味燃脂蔬果汁基底的蜂蜜醃漬物。
只要把材料切碎，放入保存瓶裡，再加入蜂蜜即可完成。
很簡單又容易保存，所以非常方便。

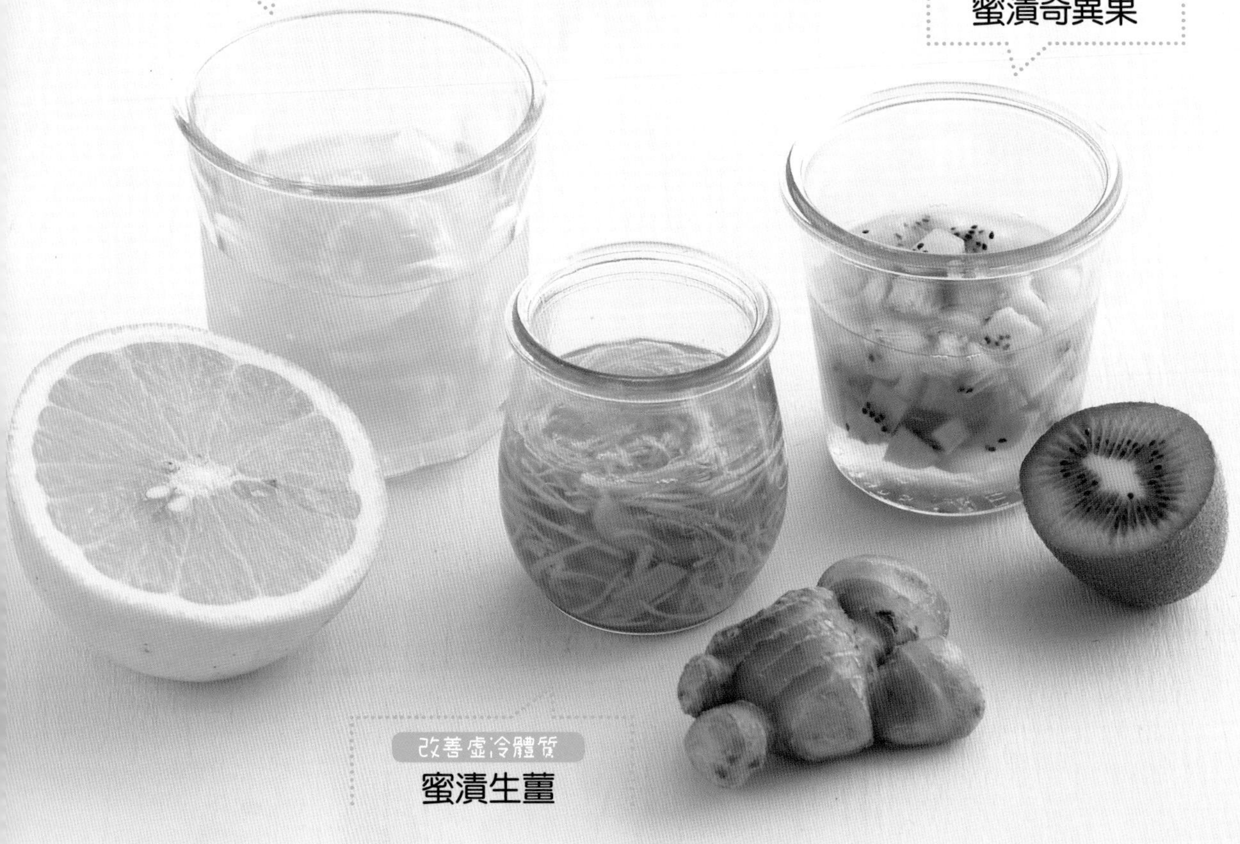
瘦身
蜜漬葡萄柚
排毒
蜜漬奇異果
改善虛冷體質
蜜漬生薑

蜜漬生薑

就算用初夏盛產的嫩薑來製作，效果也一樣。
蜂蜜的甜度請依個人喜好適量調整。

蜂蜜

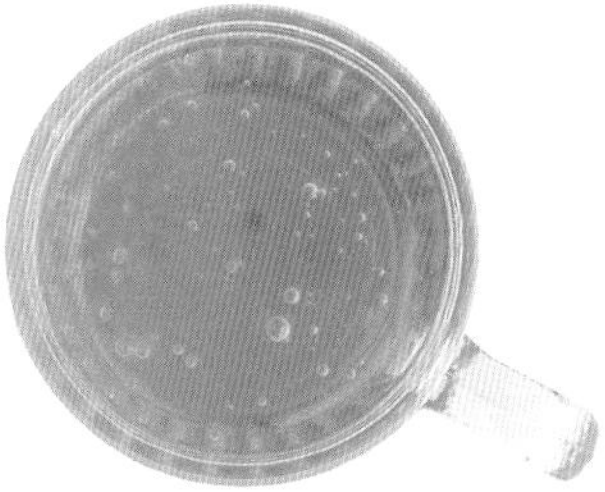

生薑

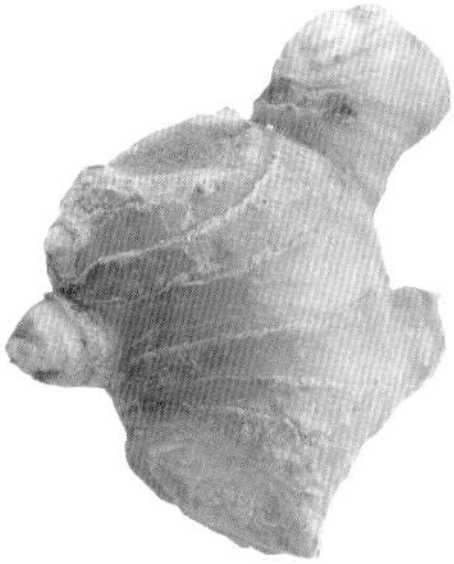

◎材料（容易製作的份量）
蜂蜜…100g　　生薑…2～3塊

1 切細材料

將生薑刮去皮切碎。如果是新生薑，用棕刷清洗乾淨就OK。

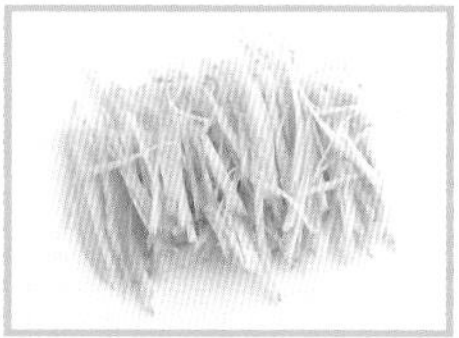

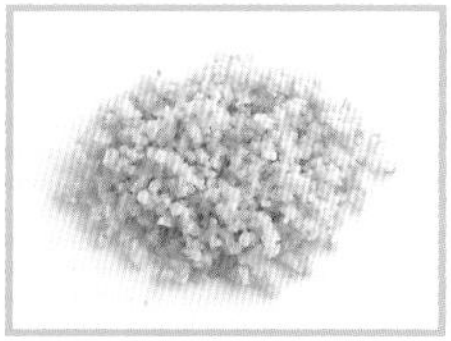

2 放入保存瓶

把步驟**1**的材料放進清潔過的廣口瓶中保存。

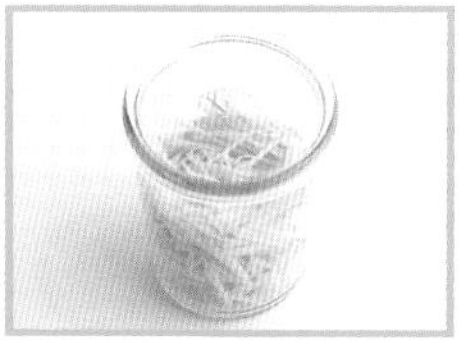

3 加入蜂蜜

在步驟**2**上面加入蜂蜜，蓋上蓋子，放進冰箱。生薑會出水，所以加到醃漬材料以下也OK。出現汁液後就完成了。

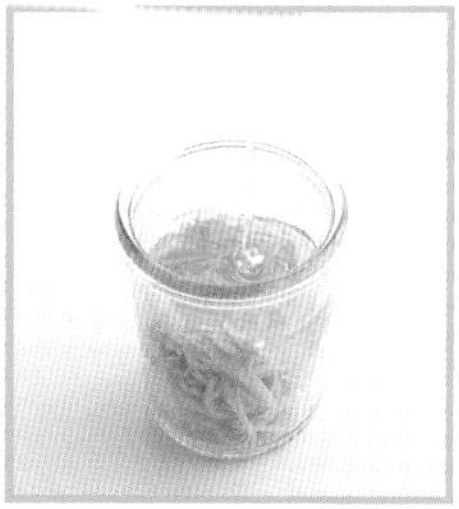

完成！

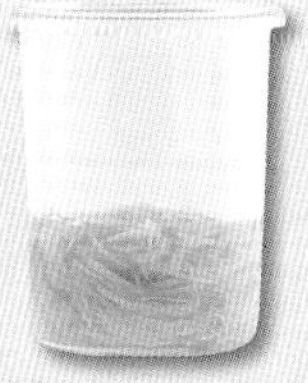

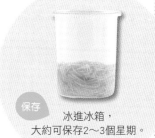

保存　冰進冰箱，
大約可保存2～3個星期。

蜜漬奇異果

加入檸檬汁，可以保持奇異果顏色鮮艷漂亮，
不加也很美味。

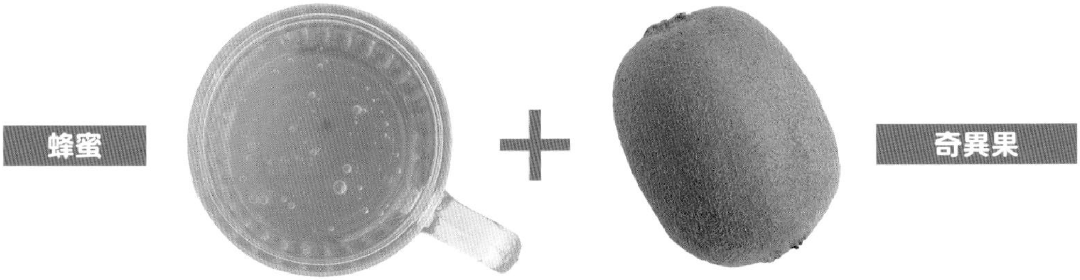

◎材料（容易製作的份量）
蜂蜜⋯100g　奇異果⋯1個　檸檬汁⋯1/2個份

1 切細材料

將奇異果去皮，切片後切成小塊。

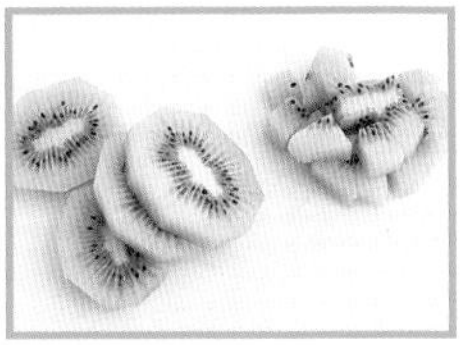

2 放入保存瓶

把步驟**1**的材料放進清潔過的廣口瓶中，並加入檸檬汁。

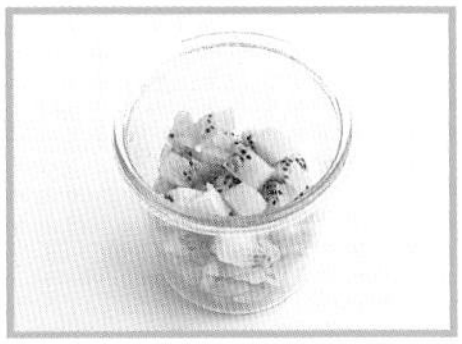

3 加入蜂蜜

在步驟**2**上面加入蜂蜜，蓋上蓋子，放進冰箱。奇異果會出水，所以加到醃漬材料以下也OK。出現汁液後就完成了。

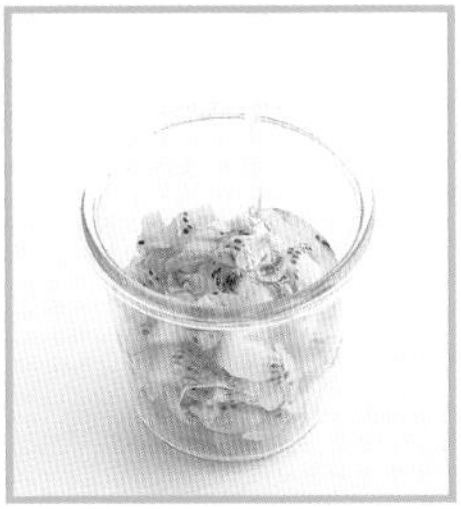

完成！

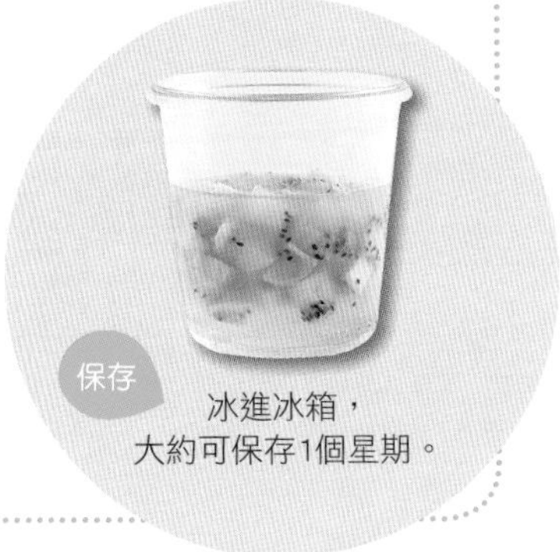

保存
冰進冰箱，
大約可保存1個星期。

蜜漬葡萄柚

葡萄柚果肉分為白色和紅色，
可依個人喜好選擇。

蜂蜜

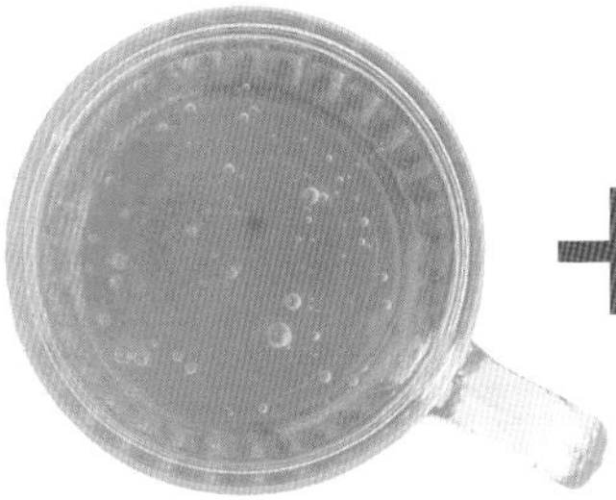

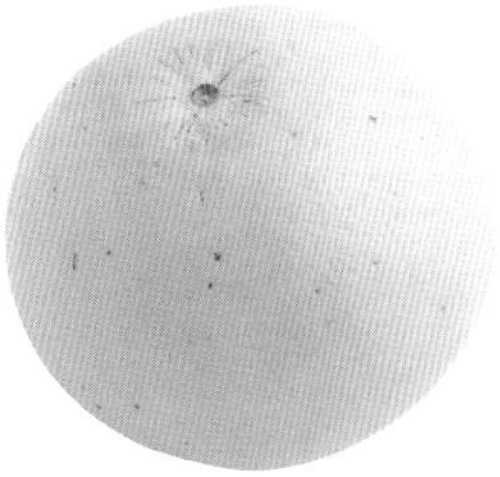

葡萄柚

◎材料（容易製作的份量）
蜂蜜…100g　葡萄柚…1個

用紅色的葡萄柚醃漬，會呈現美麗的粉紅色。

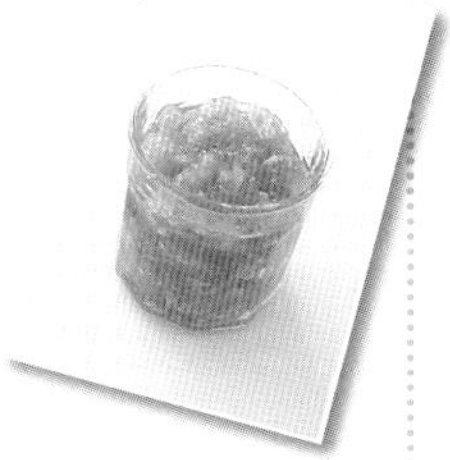

1 從果皮中取出果肉

將葡萄柚從果皮中取出果肉。如果用水果刀取出果肉，要榨出果汁。如果用手剝果皮，就不需要榨出果汁。可以把整顆果肉放進去，剝散也OK。

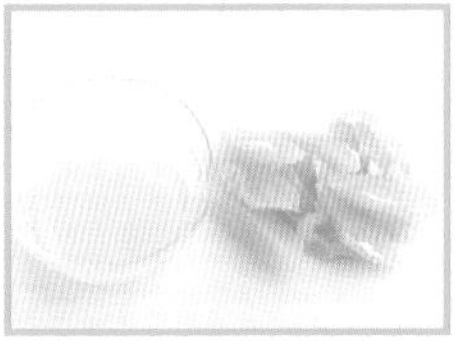

2 放入保存瓶

把步驟**1**的材料放進清潔過的廣口瓶中。

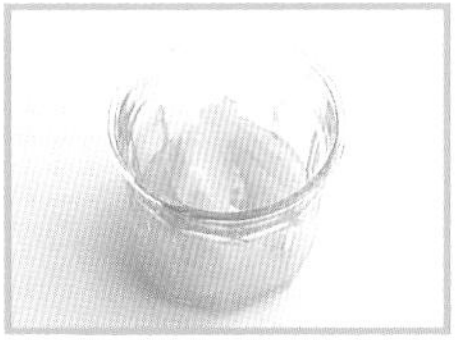

3 加入蜂蜜

在步驟**2**上面加入蜂蜜，蓋上蓋子，放進冰箱。葡萄柚會出水，所以加到醃漬材料以下也OK。出現汁液後就完成了。

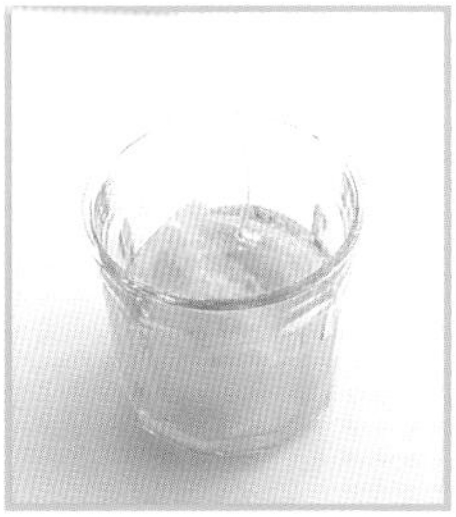

完成！

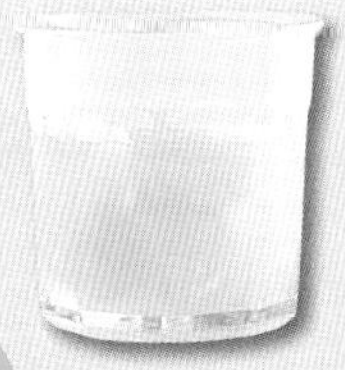

保存　冰進冰箱，
大約可保存1個星期。

蜂蜜醃漬物的活用法

蜂蜜醃漬物
可作為燃脂蔬果汁的基底，
只用水或碳酸水調配，
就能搖身一變
成為好喝的飲料。
醃漬過的葡萄柚也可以
加在飲料中，
享受不一樣的樂趣。

※除了水和蘇打水，也可以冰牛奶來調配。

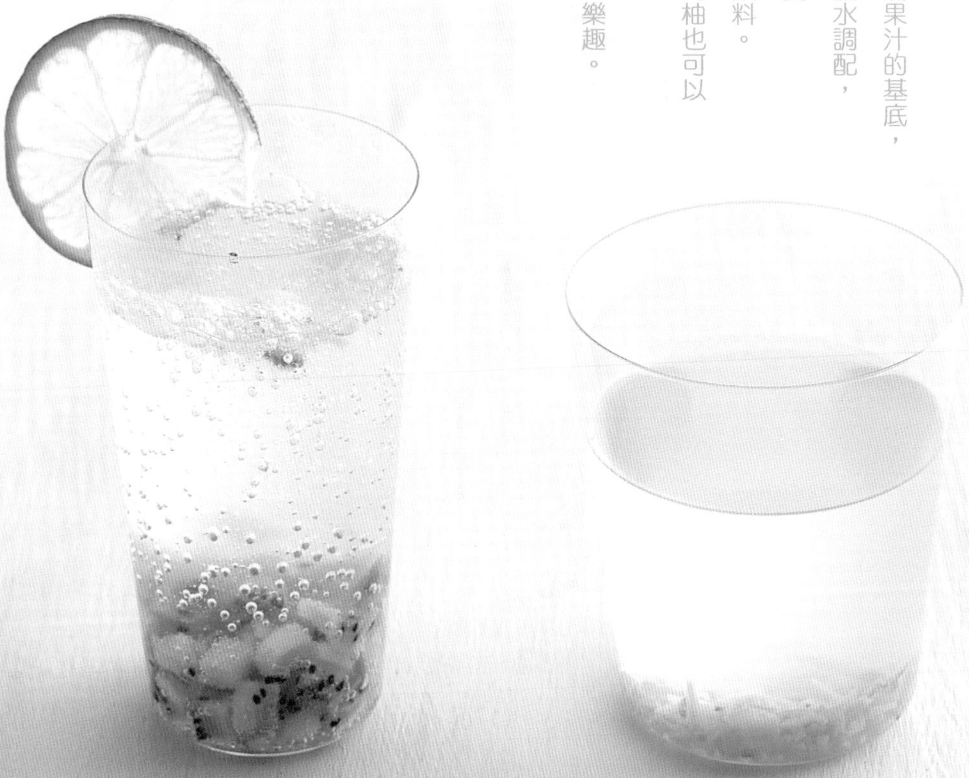

加入碳酸水調製

（蜜漬奇異果＋碳酸水）

在玻璃杯中放入1～2大匙的蜜漬生薑（含醃漬過的奇異果），加入大約100ml碳酸水（無糖）後攪拌。可依個人喜好以萊姆片或檸檬片作為裝飾。

加入冰水調製

（蜜漬生薑＋水）

在玻璃杯中放入1～2大匙的蜜漬生薑（含醃漬過的生薑），加入大約100ml冰水後攪拌。

〔冷飲〕 Cold

※用溫熱的牛奶或豆漿調配也可以很好喝。

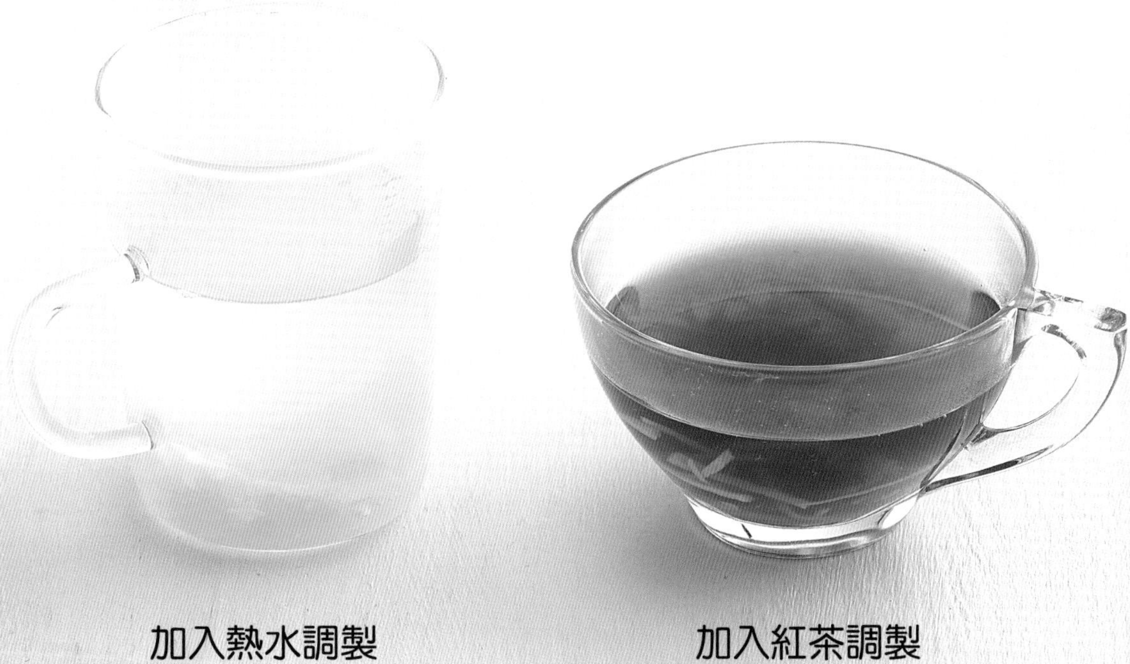

加入熱水調製

（蜜漬葡萄柚＋熱水）

在耐熱玻璃杯中加入1～2大匙的蜜漬葡萄柚（含醃漬過的葡萄柚），加入大約100ml熱水後攪拌。

加入紅茶調製

（蜜漬生薑＋紅茶）

在耐熱玻璃杯中加入1～2大匙的蜜漬生薑（含醃漬過的生薑），加入大約100ml煮好的紅茶後攪拌。

Hot

〔熱飲〕

如果手邊有蜂蜜醃漬物，馬上就可以拿來使用！

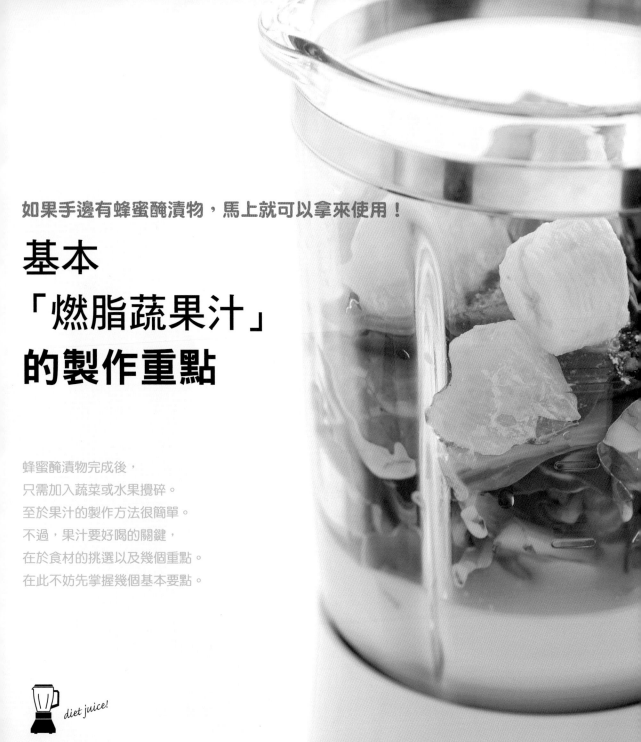

基本「燃脂蔬果汁」的製作重點

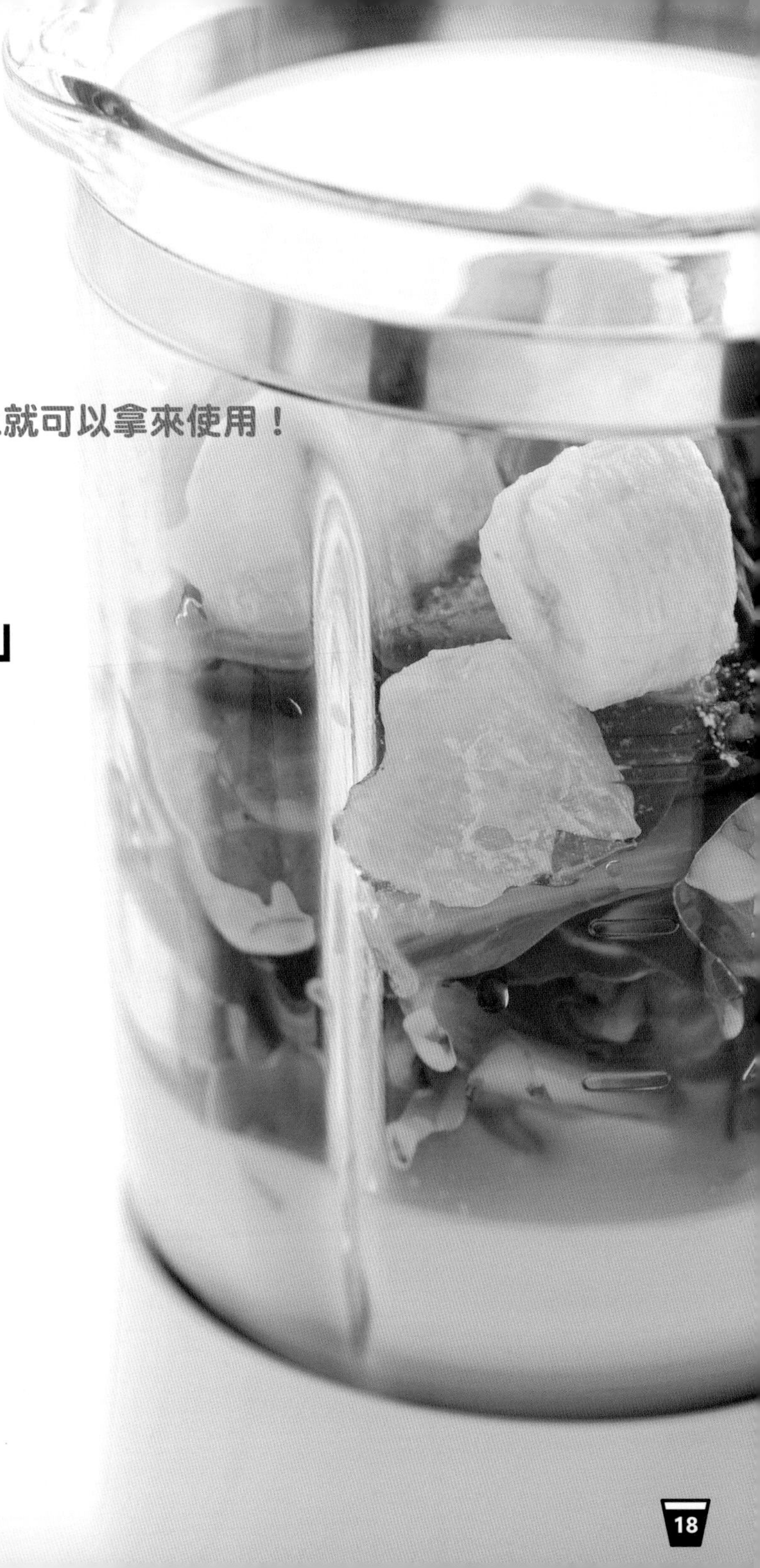

蜂蜜醃漬物完成後，
只需加入蔬菜或水果攪碎。
至於果汁的製作方法很簡單。
不過，果汁要好喝的關鍵，
在於食材的挑選以及幾個重點。
在此不妨先掌握幾個基本要點。

diet juice!

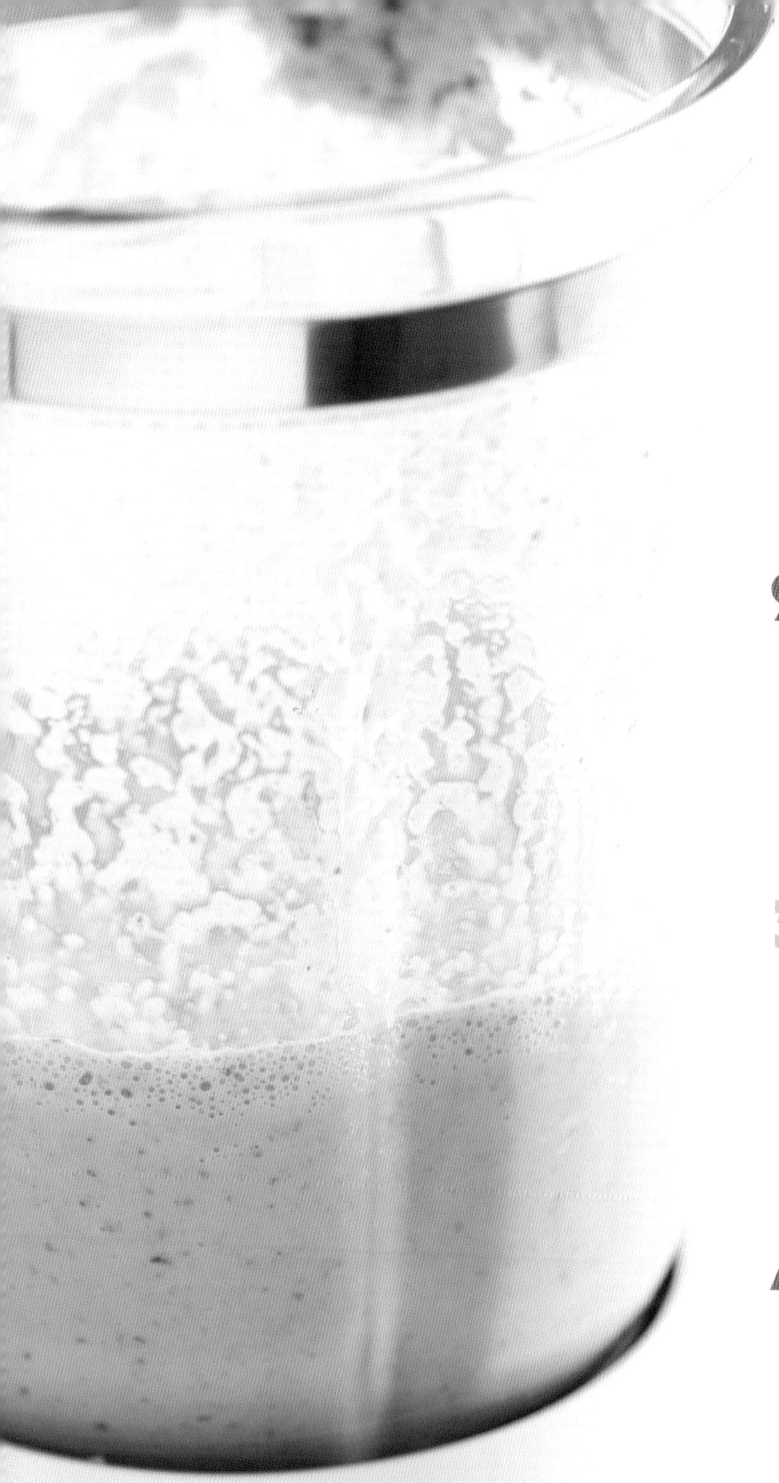

1 可添加的食材為何？

蜜漬物可搭配富含維生素、礦物質、膳食纖維的蔬菜和水果，以及含有能幫助腸道清潔的乳酸菌的優酪乳。本書會在「蜜漬生薑」中添加胡蘿蔔和柳橙，在「蜜漬奇異果」中加入優酪乳和堅果類，在「蜜漬葡萄柚」中加入小松菜、香蕉以及牛奶。調製成營養價值高、味道拿捏得恰到好處的美味果汁。

2 製作工具使用攪拌機

果汁全部用攪拌機來製作。由於果汁機只能榨出果汁，所以捨棄了纖維質。雖然可以不丟棄製成沙拉醬，但因為是天天飲用所以並不實用。在這點上，攪拌機可以攝取到蔬果中完整的膳食纖維等營養素。

3 生飲？加熱？

想要有效吸收蔬菜或水果中具有瘦身效果的食物酵素或維生素C，生鮮果汁是最理想的。不過，如果感覺生的不容易飲用，加熱再喝也無妨。本書中，會將胡蘿蔔水煮後再攪碎。這樣會帶出胡蘿蔔的甜味，讓果汁更美味。

4 現榨現喝

光是攪拌過程中，蔬菜和水果中所含的維生素C就會遭到一些破壞。另外，果汁放置一段時間後，顏色會變黑變深，也會出現沉澱。別錯過了現榨果汁的美味以及營養價值高的維生素。

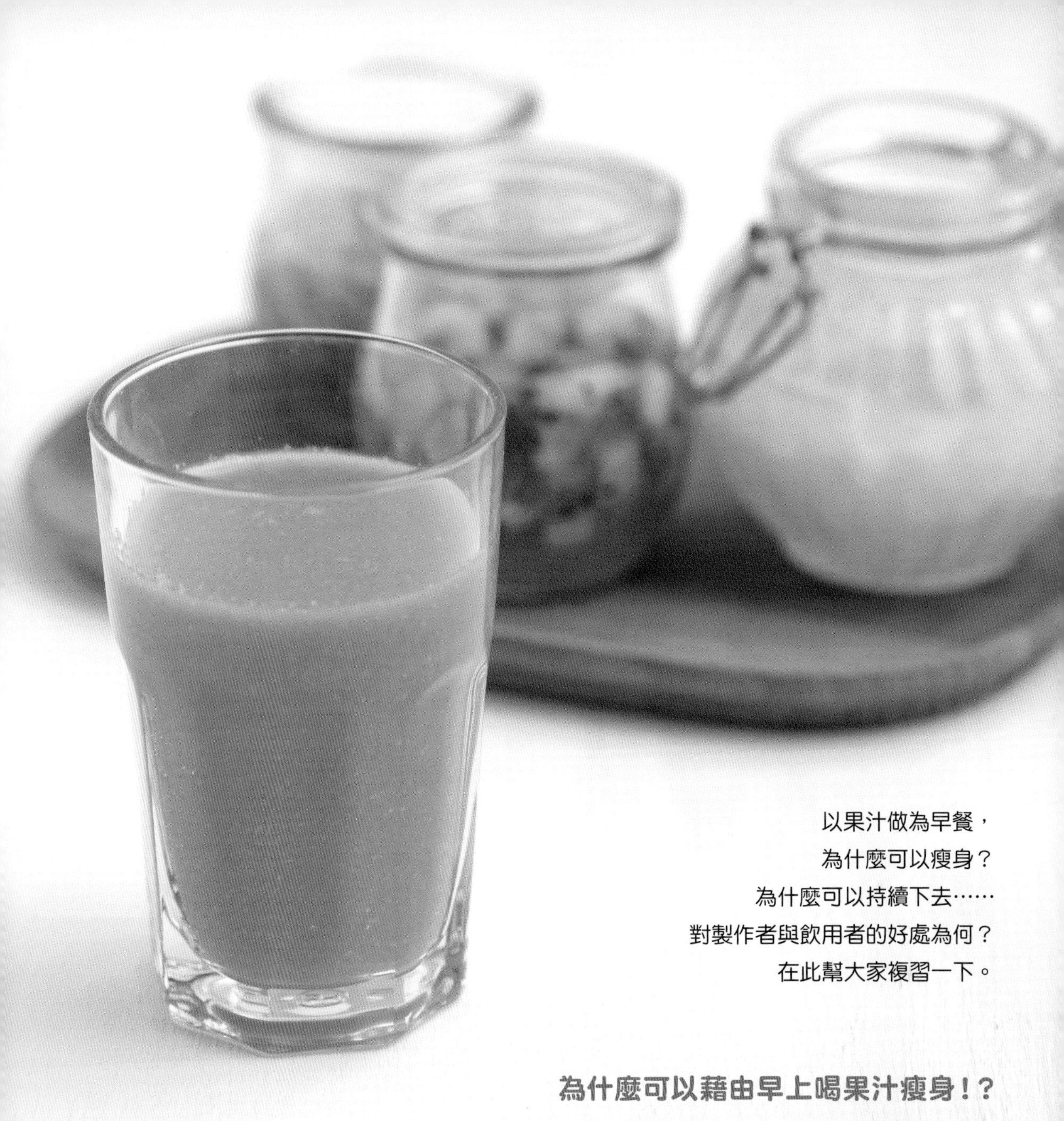

以果汁做為早餐，
為什麼可以瘦身？
為什麼可以持續下去……
對製作者與飲用者的好處為何？
在此幫大家複習一下。

為什麼可以藉由早上喝果汁瘦身！？

「燃脂蔬果汁」的好處

因為簡單 即使是忙碌的早晨也能持續

瘦身成功的秘訣，在於能夠不勉強地持續。只要事先保存蜜漬物，再加入蔬菜或水果攪拌即可。即使是忙碌的早晨，也能簡單完成，製作起來很輕鬆。因為容易消化，也不會造成身體上的負擔。

材料是方便取得的蔬菜或水果，所以很容易

作為果汁基底的蔬菜或水果，都是一般熟悉的食材。價格便宜也是一大魅力。配合季節使用新鮮食材親手製做，可以喝到比一般市售果汁營養價值更高，更美味的果汁。

容易消化，排毒效果大

說到身體的代謝循環，早上是最容易將前一天晚餐排掉的時段。攝取富含消化酵素的生鮮蔬菜或水果，能提高排毒效果。而且比起吃沙拉，用攪拌機攪拌後對消化更好，是作為提升代謝最好的方式。

因為濃度高，所以可以獲得飽足感

果汁機雖然會打出具有透明感的成品，卻會去掉對人體有益的纖維質。在這一點上，攪拌機保留纖維質，所以能榨出高濃度的果汁，可獲得飽足感。若添加優格或牛奶，也有助提高飽足感。

維生素C容易攝取

蔬菜或水果中含有的維生素C，具有抗老化的功效。不過，由於維生素C是水溶性的，不耐熱，容易在加熱過程中流失大量的營養素。如果是生鮮果汁，就可抑制維生素C的流失。

可以簡單地補充能量

早上起床後，需要讓大腦運轉的葡萄糖。作為果汁基底的蜂蜜或水果，因含有豐富的葡萄糖或果糖，所以可藉由飲用果汁迅速補充能量。一杯果汁就能充分補充上午時段活動能量。

利用蜂蜜、生薑、胡蘿蔔的

相乘效果溫暖身體。

用柳橙的香氣和酸味調製一杯清爽的果汁。

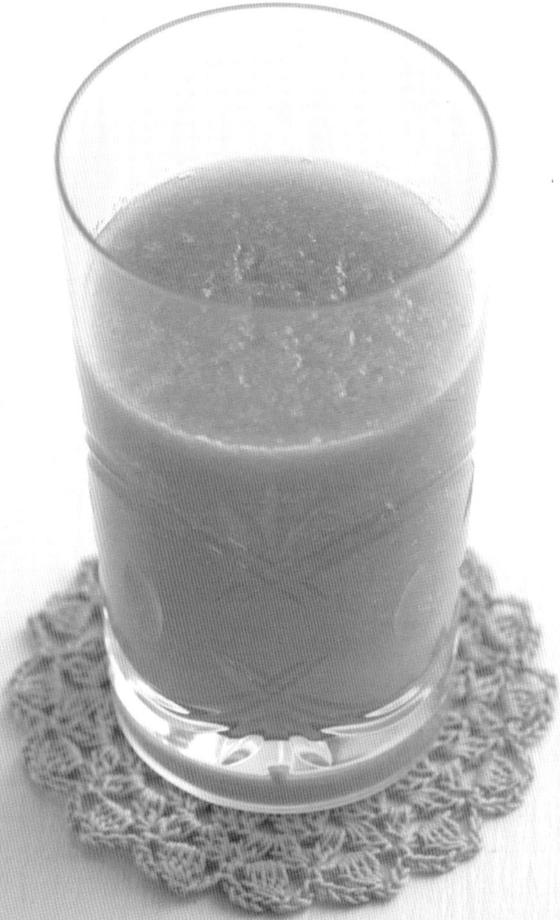

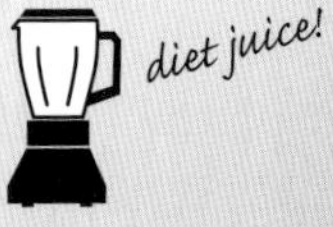

改善虛寒體質

蜜漬生薑&
胡蘿蔔汁

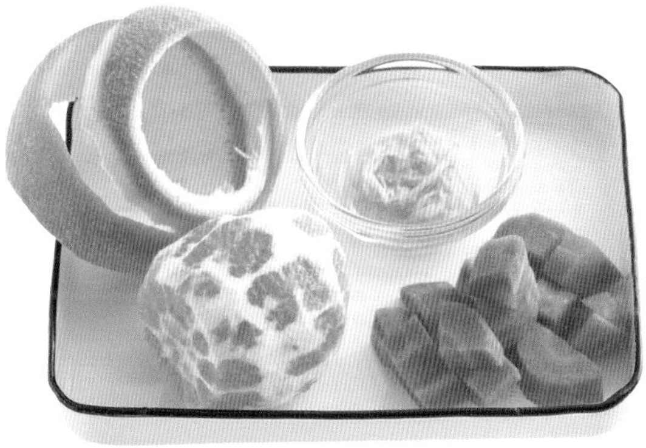

蜜漬生薑

＋

食材

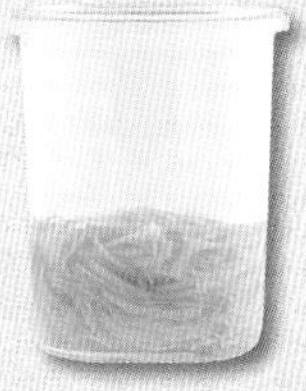

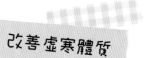

胡蘿蔔
抑制活性酸素的ß-胡蘿蔔素含量居冠。可保持皮膚和黏膜健康，預防皮膚乾燥與皺紋產生。還具有暖和身體的效果。

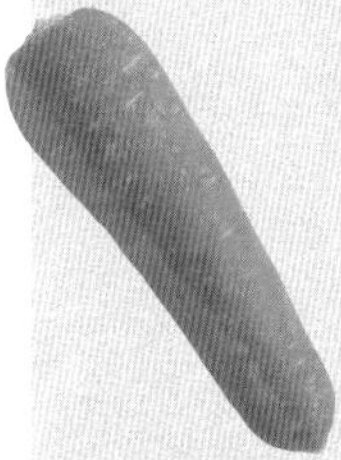

柳丁
含有大量抗氧化作用的維生素C，具有去除自由基的功效。

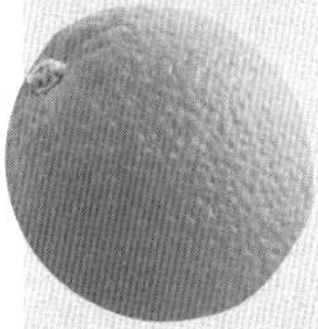

◎材料（容易製作的份量）

蜂蜜…約1大匙
胡蘿蔔…1/2根　　柳丁…1個
水（礦泉水）…100ml

◎作法

1 把胡蘿蔔去皮切成適當的大小，稍微水煮約2分鐘。依個人喜好不去皮也OK。

2 把柳丁削皮，切成一口大小，或從果皮中取出果肉。

3 依照順序把步驟**1**、**2**、蜂蜜、水放進攪拌機後攪拌。充分調勻呈滑順的狀態即完成。

＊胡蘿蔔水煮後再放進攪拌機，口感較好又可帶出甜味，依個人喜好不水煮也OK。

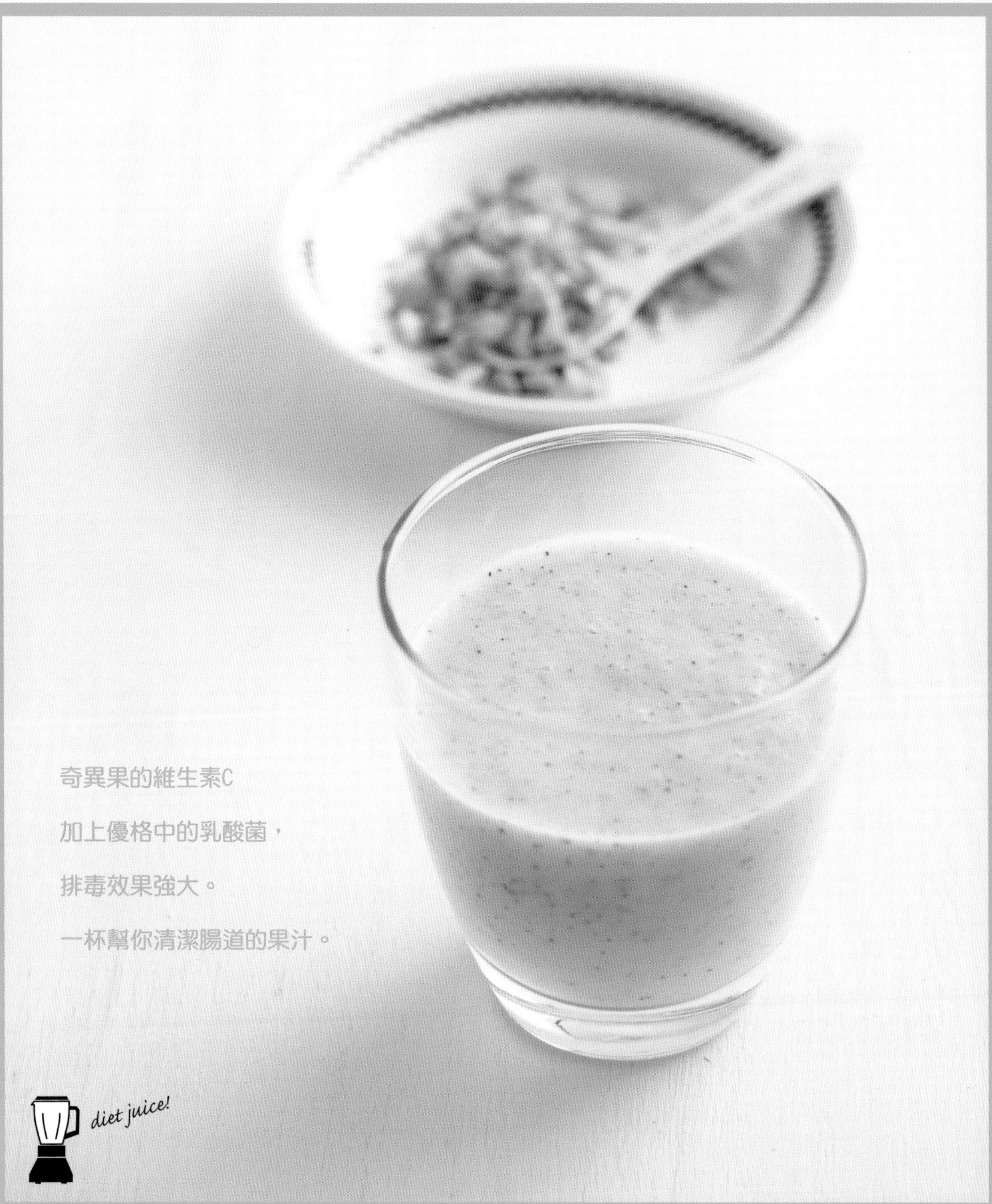

奇異果的維生素C

加上優格中的乳酸菌，

排毒效果強大。

一杯幫你清潔腸道的果汁。

diet juice!

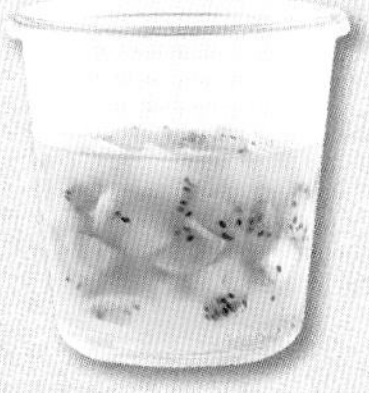

蜜漬奇異果

＋

食材

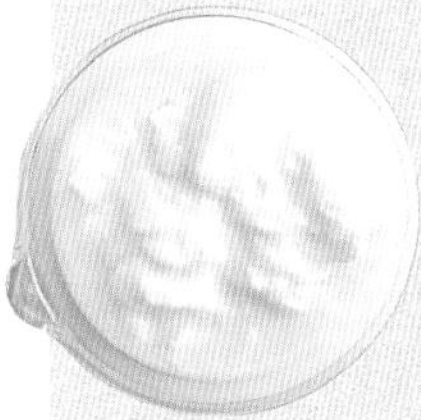

優格

「乳酸菌」能夠調整腸道細菌生態，所以對改善便秘很有效。優格中豐富的鈣質也能藉由乳酸菌，被人體有效的吸收。

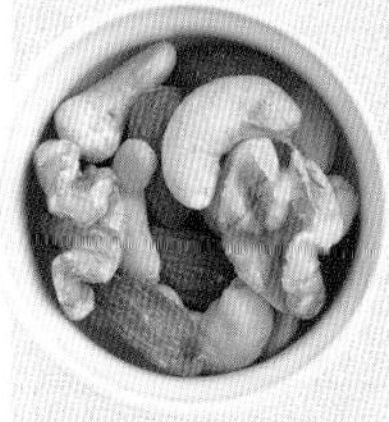

堅果
（杏仁、核果）

含有大量維生素E和優質的脂肪。切成細碎放在果汁上面。能增加咀嚼感，份量提升。

＊依個人喜好挑選堅果類。其他還有麥麩薄片等，含豐富膳食纖維又能增加咀嚼感，份量足夠提升滿足感。

蜜漬奇異果＆優格

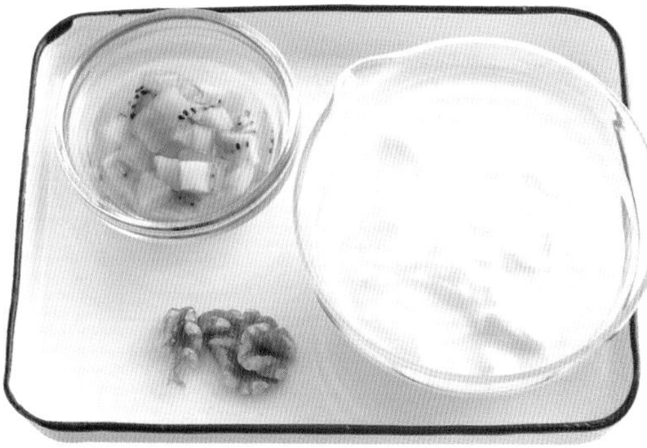

◎材料（容易製作的份量）

蜜漬奇異果…約1大匙
原味優格…200ml
堅果（核桃、杏仁等）…適量

◎作法

1. 依照蜜漬奇異果、優格的順序把材料放進攪拌機裡攪拌。攪拌均勻後，呈現滑順的狀態就OK了。
2. 將堅果類切成粗粒。
3. 把步驟**1**移到玻璃杯，加入步驟**2**。堅果類依個人喜好的份量加在果汁上面。

外觀雖然像青汁，

因為香蕉變成味道容易入口的果汁。

再加上牛奶的營養，能量更加提升。

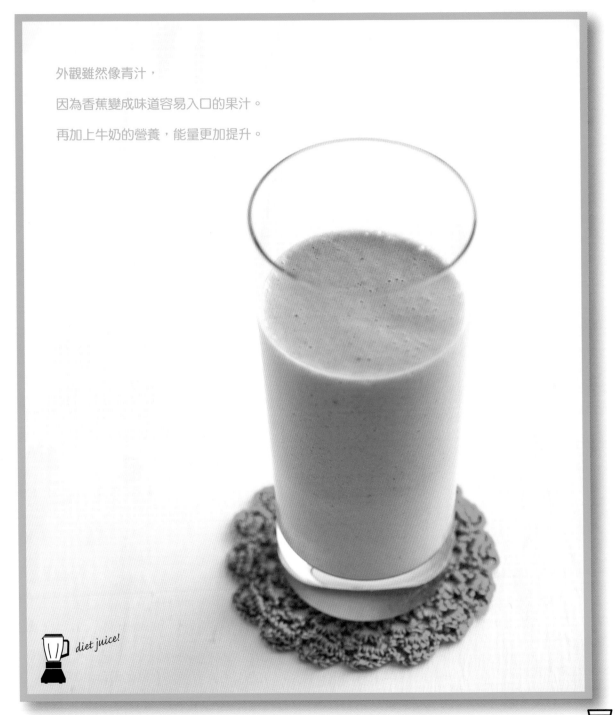

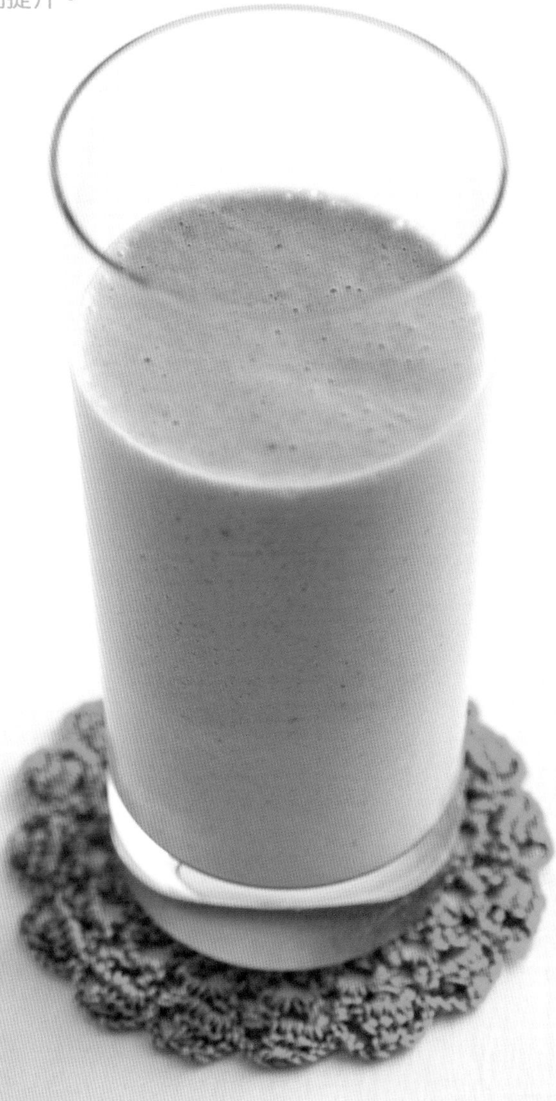

diet juice!

瘦身

蜜漬葡萄柚&小松菜、香蕉飲

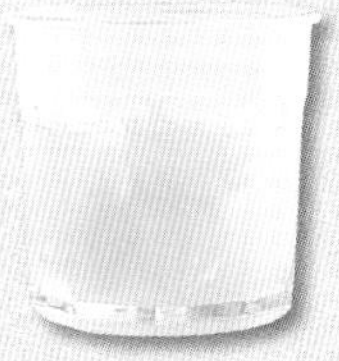

蜜漬葡萄柚

＋

食材

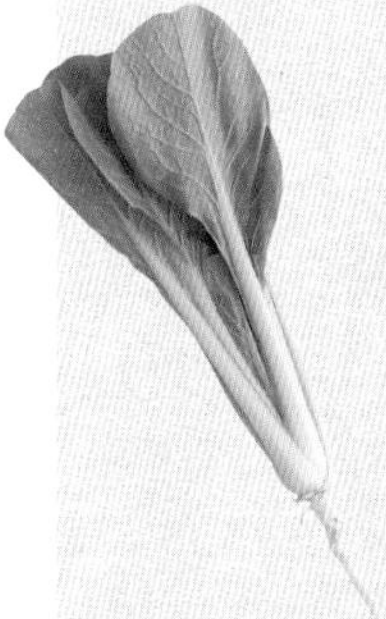

小松菜

在青菜中屬於澀味較少者，所以適合打成果汁。富含鈣質、ß-胡蘿蔔素、維生素C。

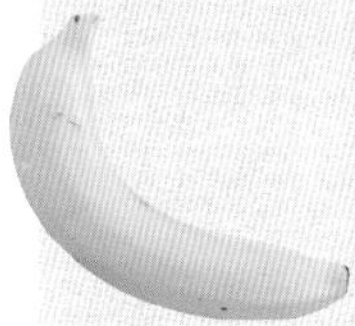

香蕉

香蕉對消化吸收相當良好，能持續較長的時間提供能量。此外膳食纖維豐富，也有幫助改善便秘的作用。

牛奶

鈣質豐富，消化吸收率高。為優質蛋白質來源，可輕鬆補充營養。

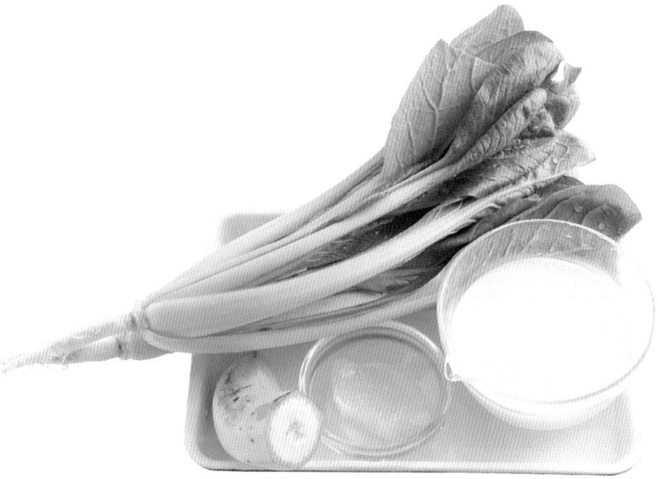

◎材料（容易製作的份量）

蜜漬葡萄柚…約1大匙
小松菜…1/4把　　香蕉…1/2根
牛奶…200ml

◎作法

1 把小松菜清洗乾淨，切成3公分長。菜葉蔬菜的根部容易蓄積泥土，先把接近根部切除後再清洗。

2 把香蕉剝皮，切成一大口。

3 依照蜜漬葡萄柚、步驟**1**、步驟**2**、牛奶的順序把材料放進攪拌機裡攪拌。攪拌均勻後，呈現滑順的狀態就OK了。

早 燃脂蔬果汁的作法

基本原則

為了能夠不勉強、順利的進行一星期計畫。

瘦身新手也能輕鬆駕馭的計畫。

確認原則後，就趕快試試看吧。

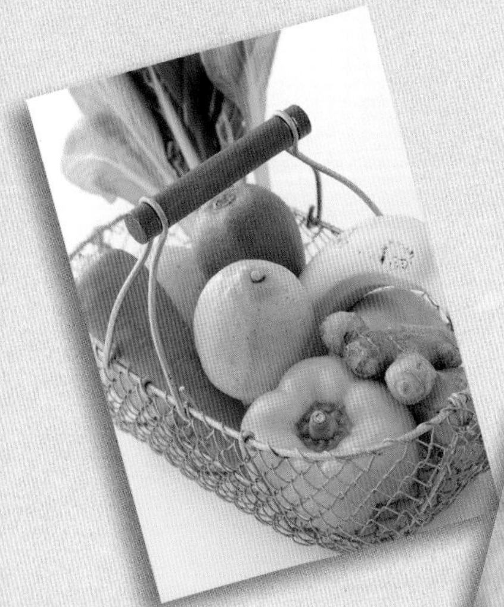

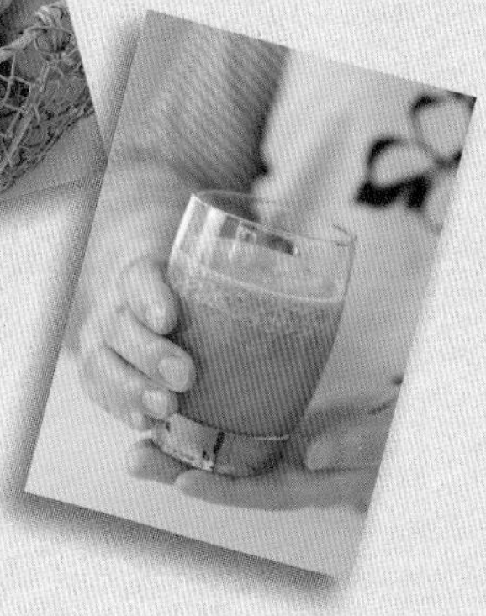

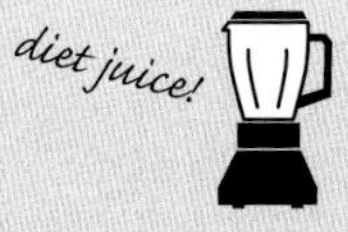

1 用1杯燃脂蔬果汁取代早餐

將早餐替換成燃脂蔬果汁。從3種基本果汁中挑選1種，或者3種交互選擇，配合使用者的身體狀況或喜好搭配組合。果汁的份量一餐大約200ml，請依個人喜好做調整。

2 午餐自由選擇喜歡吃的食物。要確實進食。

中午是一天當中希望能確實進食的時段。隨著生活型態的不同，人們可外食、訂購市售便當或在家用餐來解決用餐問題，任何一種都可以自由選擇菜餚。吃魚吃肉都OK。不過，要挑選低脂高蛋白質的部位，比起油炸物，煮物或蒸食等的調理方式更好。可以的話，推薦將蛋白質當作主食。

3 晚餐的菜餚像平常一樣就好。米飯要減量攝取。

晚餐和午餐一樣，可以吃自己喜歡的食物，但米飯要減量攝取。避免重複的食材或料理方法，才能均衡攝取到各種營養。另外，「午餐吃過量」時，可將晚餐減量，調整一天內的食量或營養均衡，如此一來瘦身效果會更明顯。

4 每天進行，持續一星期

總之先持續一星期看看。這段期間，身體為了瘦身做準備，會將體內毒素排出。除了體重變化之外，應該可以感覺到排便變得順暢，體質也在慢慢改善。只是切勿勉強實行。請一邊配合身體狀況一邊調整體質。

燃脂蔬果汁

一星期瘦身行程表

就算以燃脂蔬果汁取代早餐，午餐和晚餐還是跟平常一樣。一點也不困難！先按照行程表實行一星期看看。這段期間，身體為了瘦身做準備，會將體內的毒素排出，排便變順暢，皮膚變漂亮。

如果想進一步地提高瘦身效果……

○ 將主食白米飯換成白米與糙米１：１比例的混合糙米飯或糙米飯，減量進食（如果沒有糙米，用白米也可以）。另外，頭三天晚餐不吃飯，可提升瘦身效果。

○ 飲用無糖的飲料（紅茶、麥茶、玉米茶、紅豆茶、黑豆茶、番茶等）。

△ 有冷卻身體作用的飲料（冰水或綠茶、咖啡）。注意不要過量飲用！

✕ 酒類。忍耐一星期！

✕ 甜食。想吃甜食時，在熱飲中加入蜂蜜或蜜漬生薑。

一星期　基本計畫　瘦身行程表

	第1天	第2天
早餐	燃脂蔬果汁 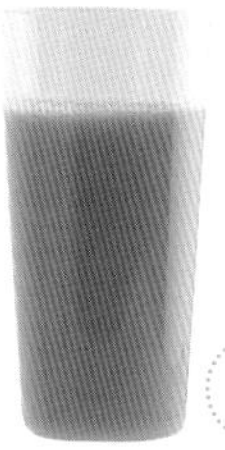 1杯 ☆依照喜好從基本果汁中挑選1～3種。 ☆交互飲用也OK。	燃脂蔬果汁 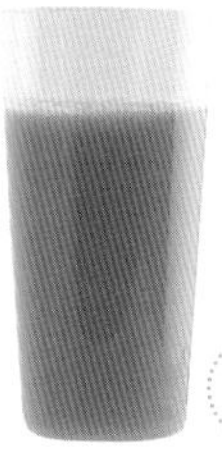 1杯 ☆依照喜好從基本果汁中挑選1～3種。 ☆交互飲用也OK。
午餐	吃什麼都OK 主食 魚類 or 肉類 大豆製品 ☆主食是米飯類	吃什麼都OK 主食 魚類 or 肉類 大豆製品 ☆主食是米飯類
晚餐	吃什麼都OK 主食 魚類 or 肉類 大豆製品 ☆最好不要跟午餐的食材、調理方法重疊。 ☆主食的米飯要減量。	吃什麼都OK 主食 魚類 or 肉類 大豆製品 ☆最好不要跟午餐的食材、調理方法重疊。 ☆主食的米飯要減量。
+α	嚴禁甜食 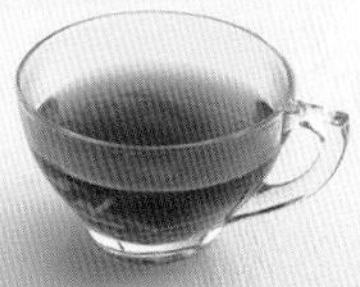 想吃甜食時，在熱飲中加入少量的蜂蜜或蜜漬生薑。	嚴禁甜食 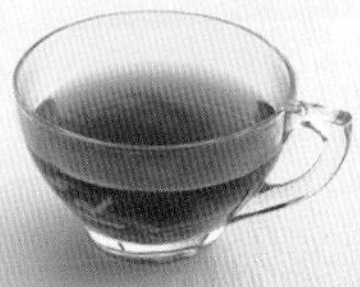 想吃甜食時，在熱飲中加入少量的蜂蜜或蜜漬生薑。

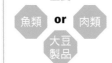

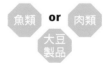

第7天	第6天	第5天	第4天	第3天
燃脂蔬果汁 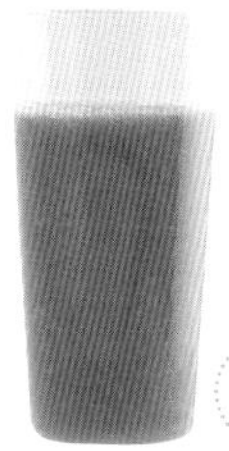 1杯 ☆依照喜好從基本果汁中挑選1～3種。 ☆交互飲用也OK。	**燃脂蔬果汁**  1杯 ☆依照喜好從基本果汁中挑選1～3種。 ☆交互飲用也OK。	**燃脂蔬果汁**  1杯 ☆依照喜好從基本果汁中挑選1～3種。 ☆交互飲用也OK。	**燃脂蔬果汁** 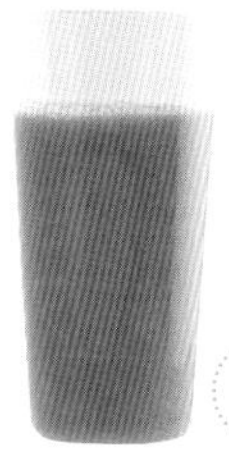 1杯 ☆依照喜好從基本果汁中挑選1～3種。 ☆交互飲用也OK。	**燃脂蔬果汁**  1杯 ☆依照喜好從基本果汁中挑選1～3種。 ☆交互飲用也OK。
吃什麼都OK 主食 魚類 or 肉類 大豆製品 ☆主食是米飯類	**吃什麼都OK** 主食 魚類 or 肉類 大豆製品 ☆主食是米飯類	**吃什麼都OK** 主食 魚類 or 肉類 大豆製品 ☆主食是米飯類	**吃什麼都OK** 主食 魚類 or 肉類 大豆製品 ☆主食是米飯類	**吃什麼都OK** 主食 魚類 or 肉類 大豆製品 ☆主食是米飯類
吃什麼都OK 主食 魚類 or 肉類 大豆製品 ☆最好不要跟午餐的食材、調理方法重疊。 ☆主食的米飯要減量。	**吃什麼都OK** 主食 魚類 or 肉類 大豆製品 ☆最好不要跟午餐的食材、調理方法重疊。 ☆主食的米飯要減量。	**吃什麼都OK** 主食 魚類 or 肉類 大豆製品 ☆最好不要跟午餐的食材、調理方法重疊。 ☆主食的米飯要減量。	**吃什麼都OK** 主食 魚類 or 肉類 大豆製品 ☆最好不要跟午餐的食材、調理方法重疊。 ☆主食的米飯要減量。	**吃什麼都OK** 主食 魚類 or 肉類 大豆製品 ☆最好不要跟午餐的食材、調理方法重疊。 ☆主食的米飯要減量。
嚴禁甜食 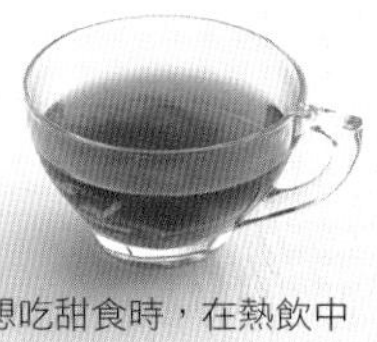 想吃甜食時，在熱飲中加入少量的蜂蜜或蜜漬生薑。	**嚴禁甜食** 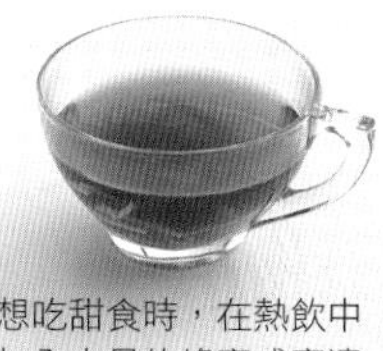 想吃甜食時，在熱飲中加入少量的蜂蜜或蜜漬生薑。	**嚴禁甜食** 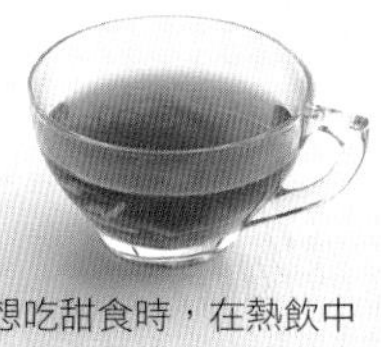 想吃甜食時，在熱飲中加入少量的蜂蜜或蜜漬生薑。	**嚴禁甜食** 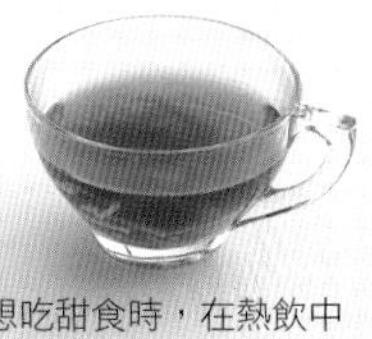 想吃甜食時，在熱飲中加入少量的蜂蜜或蜜漬生薑。	**嚴禁甜食** 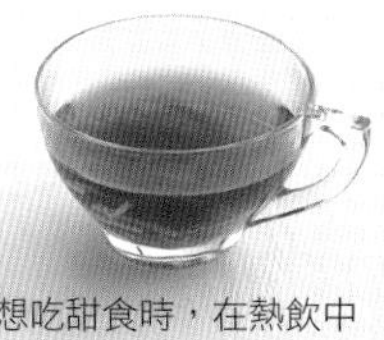 想吃甜食時，在熱飲中加入少量的蜂蜜或蜜漬生薑。

果汁可以事先準備起來嗎？

事先準備×。請現做現喝。

果汁放置一段時間會產生變色、分層、味道走味的現象。而且蔬果中含有的酵素也會漸漸消失。果汁攪碎後請立即飲用。

想讓您知道的事！燃脂蔬果汁瘦身法Q&A

該用什麼基準來挑選蜂蜜？

挑選100%純正的蜂蜜。

以往聽到蜂蜜，內心浮現的第一印象，就是透明的黃金色？蜂蜜因為吸取花源的不同，色、香、味也不同。推薦蓮花、槐花等溫和無澀味、適合各種食材的蜂蜜，也可依個人喜好選擇。不過，最好挑選沒有麥芽水飴等添加物，100%純正蜂蜜。

主要營養成分（每100g）

熱量	294大卡	鐵	0.8mg
碳水化合物	79.7g	維生素B1	0.01mg
維生素C	3mg	維生素B2	0.01mg

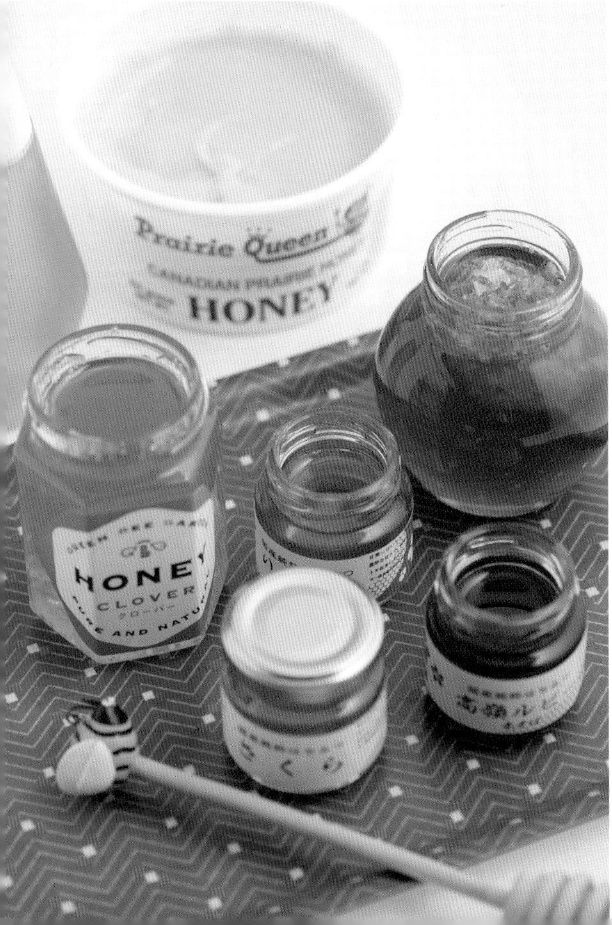

因槐花、蓮花、幸運草、柳橙等花的種類不同，風味或味道而有不同。也有自然摻雜各種花蜜的「百花蜜」等。

Q 沒有吃早餐的習慣…

A 更推薦這樣的人飲用果汁。

早上胃腸的蠕動還很遲緩，不需要勉強吃進早餐。儘管如此，早上這段時間也是身體積極排泄、提高代謝的時間帶，因此需要食物酵素。雖然可以直接食用新鮮的水果，不過就對消化器官不造成負擔、有效補充酵素的意義來說，攝取容易吸收的果汁較好。如果覺得份量太多，可以只攝取一半。請依照個人的身體狀況慢慢調整。

Q 用來做成蜜漬生薑的生薑，不同的切法對瘦身會有不同的效果嗎？

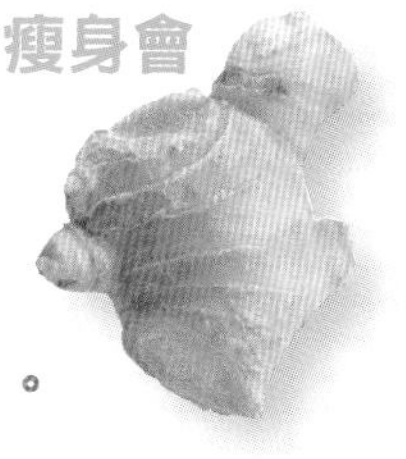

A 口感上會略有不同。

即使切法不同，營養價值還是一樣。差別在於口感。重要的是，弄碎後容易攪拌。薄切或磨成泥的方式，會略帶點沙沙的口感。而且，把生薑磨成泥，會強烈感覺到生薑的辛辣感。在這一點上，切絲或切丁飲用會比較順口。

另外，即使用初夏盛產的新生薑來做，對於整腸、預防感冒、改善虛冷等效果不變。

Q 水果最好放在冰箱裡冷藏嗎？

A 只要將水或牛奶冰在冰箱就OK。

水果經冷藏口感會變得比較好吃，但是長時間放在冰箱裡甜味會被稀釋。只要把水、牛奶、豆漿、優格等事先冷藏，蔬菜或水果不必放在冰箱，也可以做出美味的果汁。不過，作為燃脂蔬果汁基調的三種蜜漬物則需要放入冰箱冷藏。

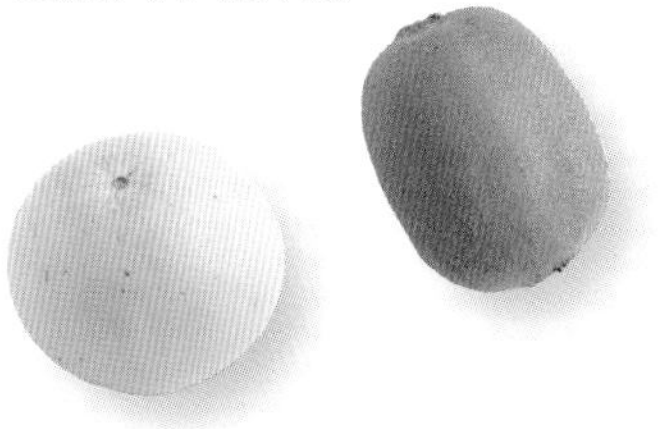

Q 只喝果汁會不會讓身體變冷？

A 藉由酵素的力量並不會讓身體變冷。

飲用冷飲或許會讓身體變冷。不過，藉由從生鮮蔬果中攝取酵素，會讓代謝變好，也會讓血液循環變順暢。最後打造成不易虛寒的體質。只不過，千萬不要因為好喝就喝好幾杯。水果中所含的果糖成分、熱量都很高，攝取過多容易使熱量超標。

想讓您知道的事！

燃脂蔬果汁瘦身法 Q&A

diet juice!

Q 想知道攪拌機和果汁機的差別！

A 差別在於有沒有把纖維過濾掉。

果汁機（榨汁機）的用途是榨取食材製成果汁，所以容易飲用，但大部的纖維在榨汁過程中卻被過濾掉。在這一點上，攪拌機則可將食材徹底攪碎，同時保持營養和纖維，打成果汁飲用。在輕鬆迅速又充分利用食材本身營養這點上，攪拌機是最理想的選擇。

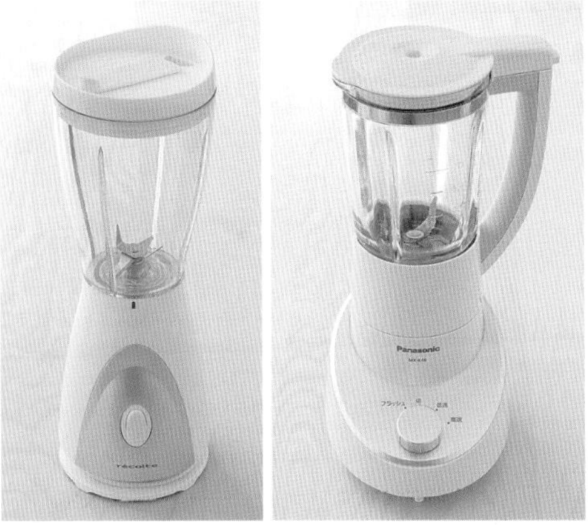

最近在機種、價格、實惠方面一應俱全。市面上也有販賣可輕鬆製作1至2人份、3000日圓就有一台性能佳的攪拌機（圖片左）等，參考看看吧？

Q 製作果汁的水不能用自來水嗎？

A 最好選用礦泉水。

製作果汁的水，推薦採用天然礦泉水。加熱處理會喪失部分的營養價值，所以請挑選沒有加熱處理過的。只不過，因為是每天飲用，所以使用自來水也沒關係。將自來水放置一天，等水中的氯消除後再使用。

Q 不太敢吃綠色蔬菜。可以換成別種蔬菜嗎？

A 食譜只是參考。可依個人喜好自由調整。

果汁材料請挑選一年四季容易取得的食材，並考慮各種食材的效果，加以細心品嚐。因為有加入蜂蜜，所以會比較容易入口。

儘管如此，考慮到營養而搭配小松菜等蔬菜，對於剛開始接觸蔬果汁的人來說，或許不太能接受。不合口味時，可以加入蜜漬物或香蕉的甜味，或試著改變牛奶的份量。

此外，如果不敢吃奇異果，只要把蜜漬葡萄柚作為主要基底果汁就OK。葡萄柚用同樣屬於柑橘類的柚子或柳橙等來製作也沒關係。食譜只是一個參考指引。請依個人喜好加以調整。只不過，為了增加甜味加入過多的蜜漬物，糖分也會跟著增加。

Step 2

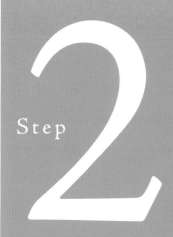

利用W效果打造成「瘦得漂亮」的身體！

早上「燃脂蔬果汁」×晚上「燃脂蔬菜湯」

習慣用1杯果汁當作早餐後，就可以邁入下一個階段。
晚餐前先喝一碗蔬菜滿點的「燃脂蔬菜湯」。
藉由排毒＆燃燒脂肪效果提升，
朝易瘦體質邁進。

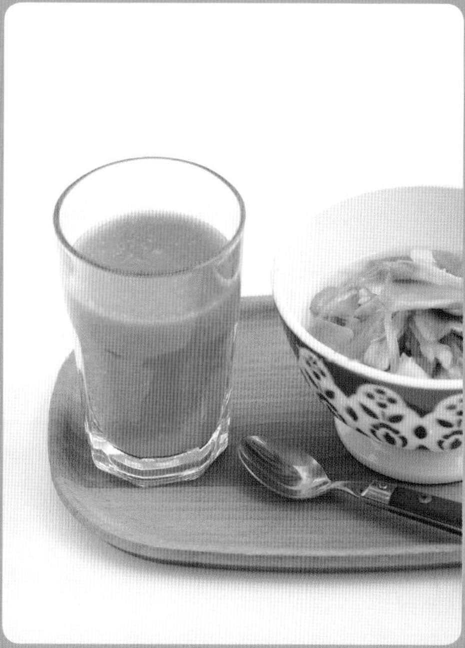

diet soup!

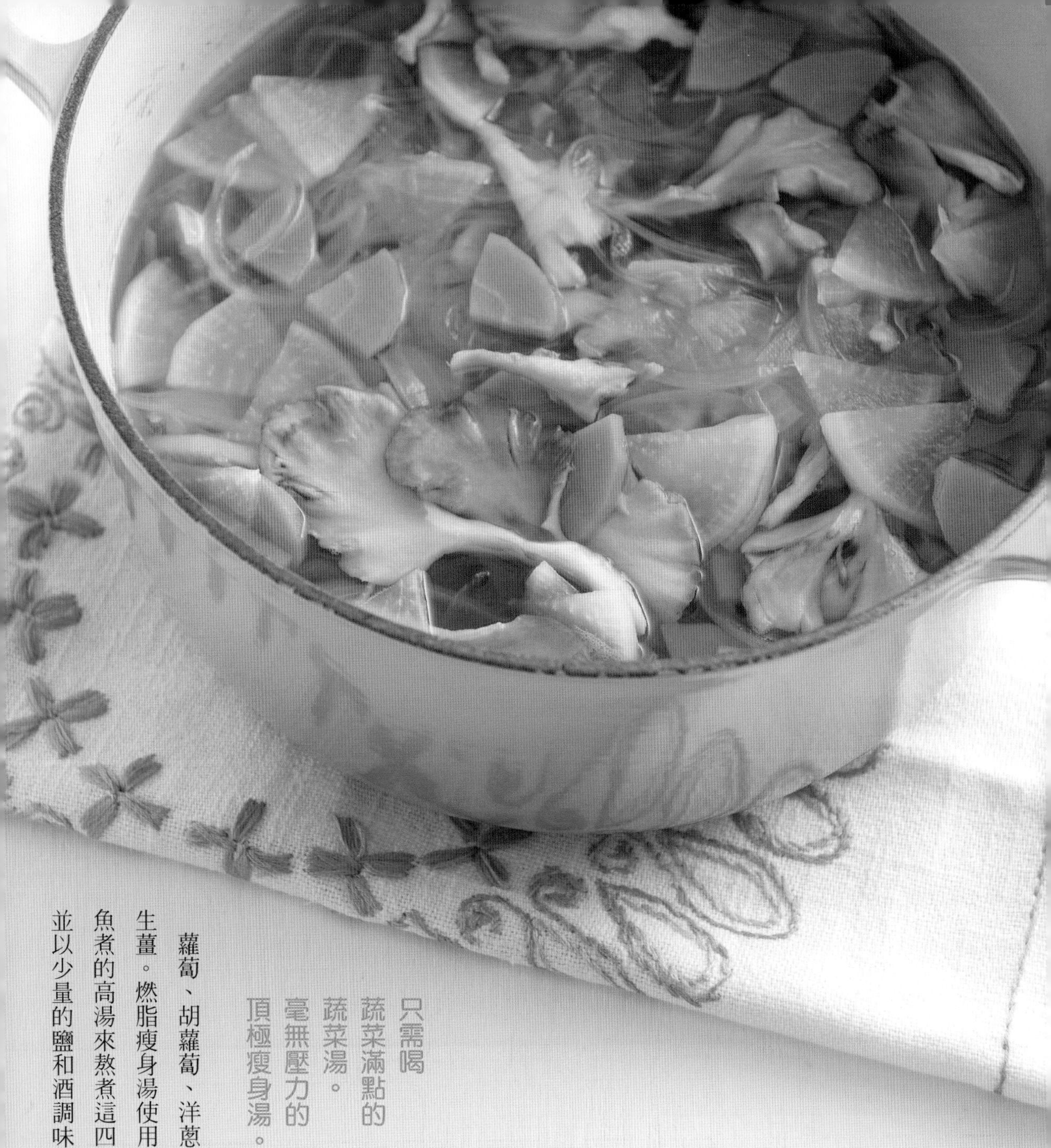

只需喝蔬菜滿點的蔬菜湯。毫無壓力的頂極瘦身湯。

蘿蔔、胡蘿蔔、洋蔥、舞茸和生薑。燃脂瘦身湯使用昆布和柴魚煮的高湯來熬煮這四種食材，並以少量的鹽和酒調味，最後加

喝越多越能成為「瘦得漂亮」的體質！

何謂「燃脂蔬菜湯」？

入磨成泥的生薑。食譜非常簡單，是道即使吃到飽也能發揮瘦身效果的魔法蔬菜湯。

開始喝燃脂蔬菜湯後，首先感到驚訝的是，沒幾天就會發現排便變順暢了。如果持續飲用，除了瘦身效果變顯著以外，虛冷症或肩頸僵硬等不適症也會獲得改善。

會有這樣的結果也是理所當然，因爲造成不適症的原因大多是累積在體內的毒素。原本應該隨著糞便排出體外的廢物積聚在腸道內，造成代謝能力下降，導致血液循環不良，進而引起慢性病或肥胖。

嗯嗯暢快，排出毒素！
越吃越能提升代謝，
讓你從內而外變瘦變漂亮

能夠排出這些惱人毒素的，就是燃脂蔬菜湯。加了豐富的蔬菜和舞茸的蔬菜湯裡，含有大量的膳食纖維，能夠清除積聚在體內的毒素。

只要腸道乾淨了，血液也會跟著淨化，全身細胞都會因此活化起來。也就是說，燃脂蔬菜湯越吃越能調整腸內環境，促進代謝提升。除了可以改善排便、虛冷症、皮膚乾燥、肩頸僵硬等症狀，也可提升瘦身效果，養成易瘦體質。

不管對身體有多好，不好喝就無法長久維持，燃脂蔬菜湯的蔬菜美味滿點。由於調味簡單，可隨個人喜好來進行調整。如果大量飲用好喝的蔬菜湯可以變瘦變漂亮，沒有比這更好的事了！

瘦身效果絕佳！

製作「燃脂蔬菜湯」的5種食材

燃脂蔬菜湯的食材並不特別。
只要熬煮廚房常有的5種食材即可完成。
利用食材的相乘效果，排出積聚在體內的毒素，就能變成易瘦體質。

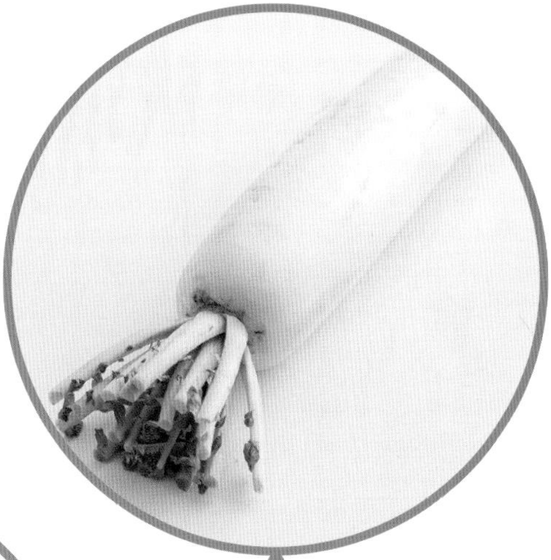

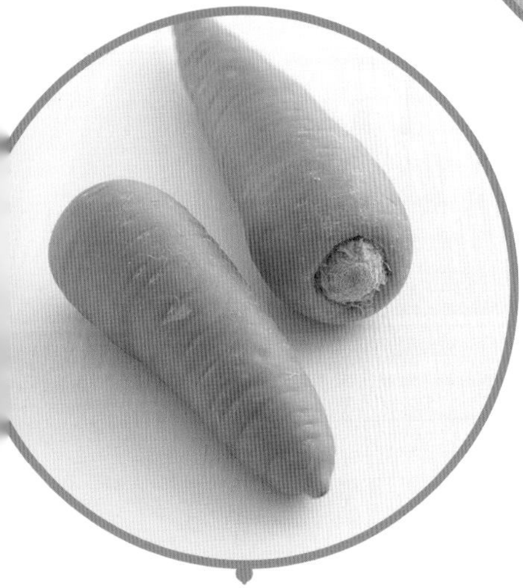

胡蘿蔔

具有抗氧化功效的β-胡蘿蔔素，含量是所有蔬菜中之冠。表皮含量尤其豐富，最好連皮一起烹煮。而且具有暖和身體的功效，能有效改善虛冷症狀。

蘿蔔

蘿蔔中含有的消化酵素「澱粉酶」，可分解蛋白質，促進胃腔的消化，幫助排毒。辛辣成份具有預防血栓和解毒等功效，最適合美化肌膚的維生素C也很豐富。

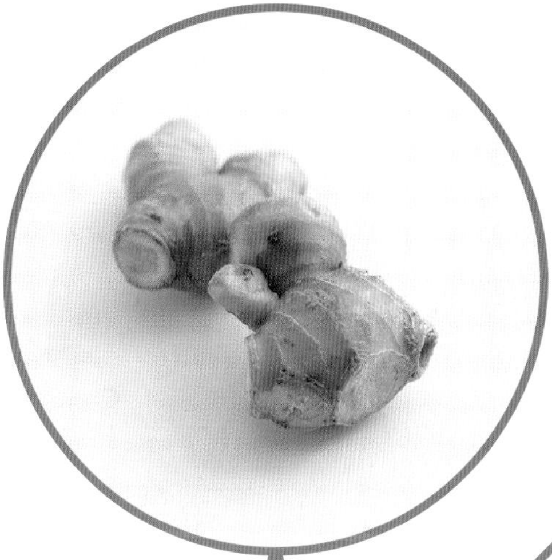

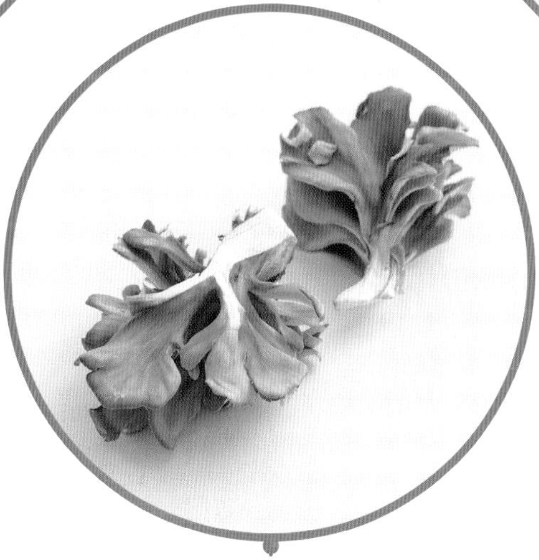

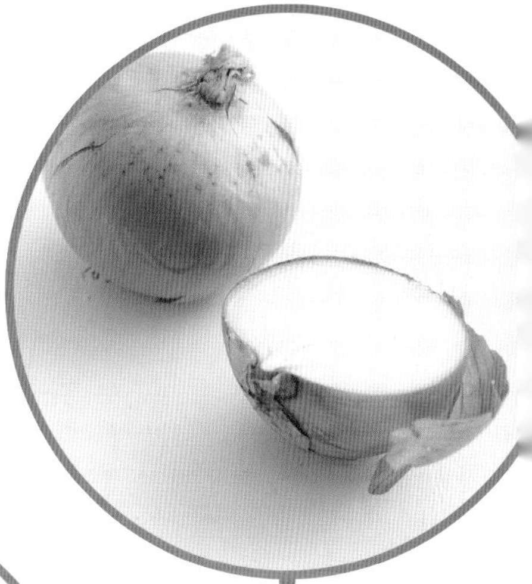

生薑

生薑中特有的辛辣成分可溫暖身體，促進血液循環，幫助改善虛冷症。另外，含豐富的蛋白質分解酵素，有助於食物的消化吸收。並具有消除活性酸素的抗酸化功能。

舞茸

熱量低，維生素B群、礦物質、膳食纖維豐富。含有菇類中的特有成分β-葡聚醣，有提高免疫力的功效。另外，能有效降低血脂，促進腸胃蠕動的作用。

洋蔥

洋蔥散發特有的嗆鼻氣味，是因為內含有機硫化物的成分。具有強大的抗酸化作用。可抑制血液凝固、讓血液清澈，預防動脈硬化或血栓。不僅如此，還有助於維生素B1的吸收，讓新陳代謝變好。

為什麼能藉由蔬菜湯瘦身！？
其中的秘密為何！？

「燃脂蔬菜湯」的好處

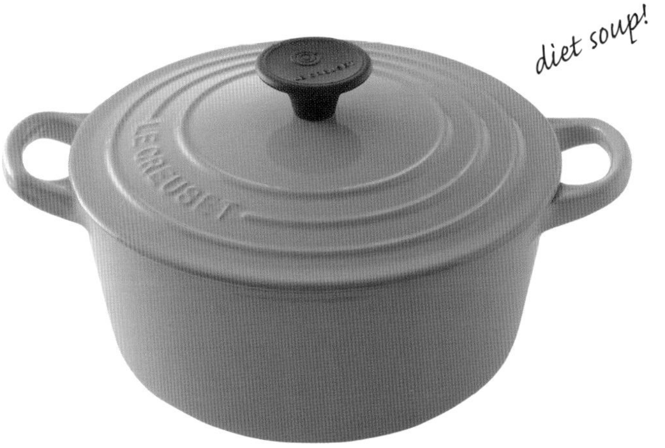

簡單方便、使人毫不勉強地持續，

就是燃脂蔬菜湯的魅力之一。

其他還具有許多有益瘦身的理由！

讓我們一起來探究蔬菜湯的好處吧。

1碗蔬菜湯的蔬菜大約250g可充分攝取到膳食纖維

燃脂蔬菜湯的主角是豐富的蔬菜。一碗湯大約有250g的蔬菜。不僅如此，膳食纖維也很豐富。一旦開始喝，首先幾天後就會發現排便變得較為順暢。這是體內毒素被排出的證據。短時間就能消除便秘，凸起的腹部也會變得平坦。

便秘問題獲得解決，就能養成「不發胖體質」

便秘問題獲得解決，就能養成「不發胖體質」。話雖如此，原本應該以糞便形式排出體內的廢料，囤積在腸內，導致代謝變差，血液自然變得混濁。藉由燃脂蔬菜湯促進腸道蠕動，使排便順暢，能將不需要的物質排出體外，使腸內環境變好，全身的細胞也會跟著活化起來。這麼一來，代謝力提升，就能養成「不發胖體質」

免疫力大大提升 健康地變瘦

因為瘦身方式的不同，有時會引發「長痘子」、「皮膚變粗糙」、「容易疲累」等問題。是否有人擔心會因營養不足，體力減退，身體狀況變差這些問題？在這一點上，燃脂蔬菜湯能讓體內環境變好，改善體質，大大提升免疫力，所以沒有這樣的疑慮。可漸漸打造不易生病的體質。

材料多為隨手可得的蔬菜。由於調味也很簡單，所以可以享受變換的不同樂趣

燃脂蔬菜湯的材料多為隨處可得的自然食材。調味上也只有鹽和酒，因此可以享受到蔬菜本身的美味。「會不會喝到膩？」這樣的擔心是多餘的。這道蔬菜湯只要不是食用油和糖，要追加任何調味都可以。味噌、醬油、豆漿等，只要依個人喜好調味就不會厭倦。

因為熱量低 可以安心吃到飽

燃脂蔬菜湯一碗湯大約70大卡。由於熱量低且內容物豐盛，所以不需要太在意吃了多少。基本上，晚餐前只能喝一碗，不過增加份量也OK。沒有伴隨著減肥而來的空腹感！可以說是最沒有壓力的瘦身法。

簡單卻美味！

「燃脂蔬菜湯」的作法！

煮出既美味色相又好的訣竅，就是舞茸不要過度烹煮，快速加入完成即可。
最後再加上生薑的香氣，
光是這樣，就完成一道蔬菜力量融合在一起的魔法蔬菜湯。

4

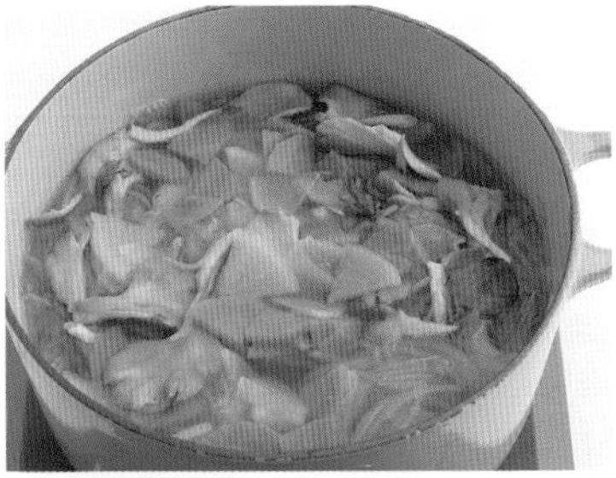

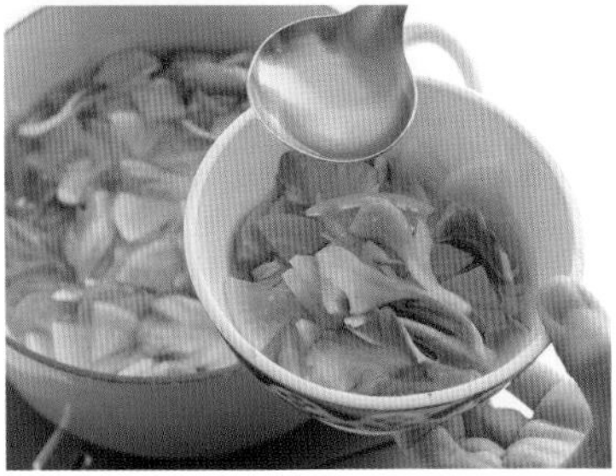

完成

將步驟**3**盛入容器中。假如想品嚐不同的味道，可分盛入碗再做調味（參考P.44）。

1碗
蔬菜約250g
73大卡

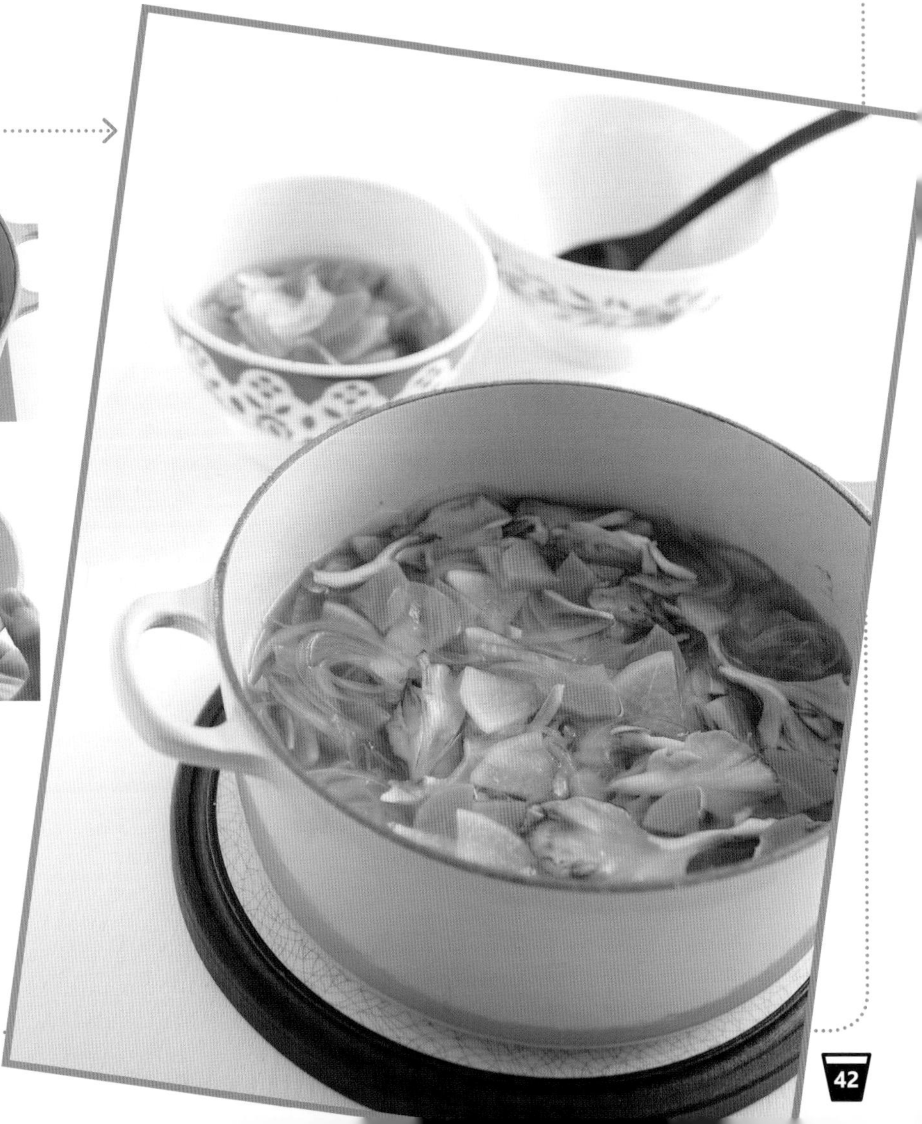

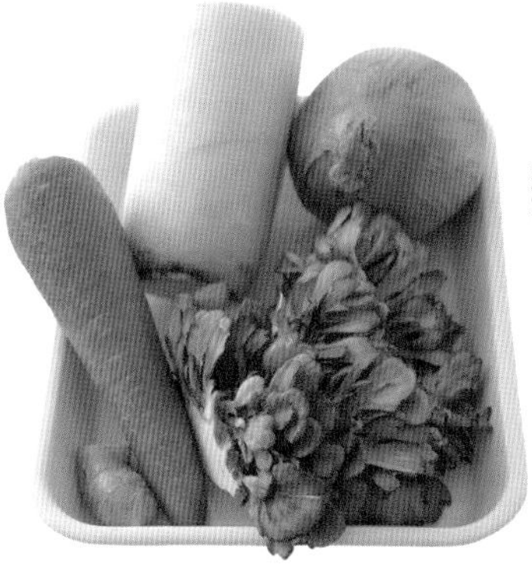
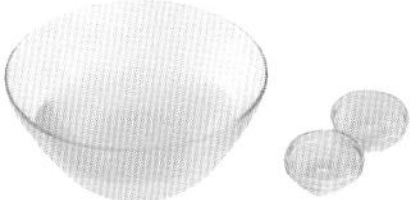

＊1　使用足夠的舞茸，依個人喜好加入1包也沒關係。
＊2　昆布和柴魚熬煮成的「柴魚昆布高湯」。

◎材料（3～4碗）

蘿蔔…………1/3根
胡蘿蔔…………1根
舞茸（＊1）…………2包
洋蔥…………1個
生薑…………1塊（約拇指大小）
高湯（＊2）…………4杯
酒…………少許
鹽（自然鹽）…………少許

1

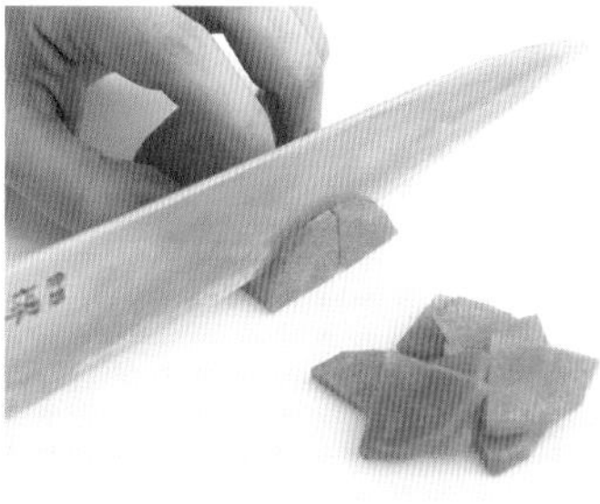

切菜

將蘿蔔、胡蘿蔔、洋蔥剝皮後切成容易入口的大小。將舞茸切去根部撥散。胡蘿蔔連皮一起切也OK。

2

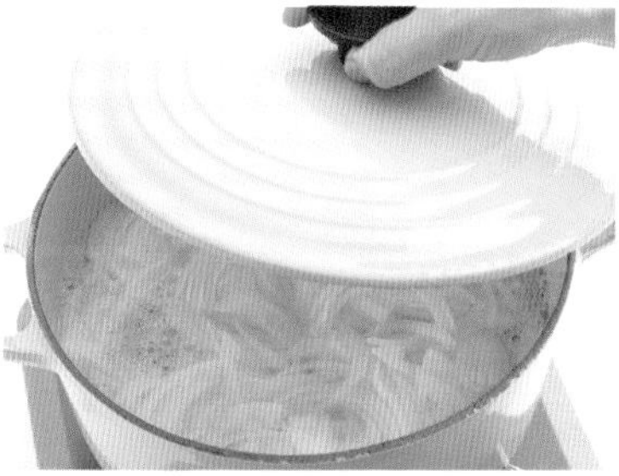
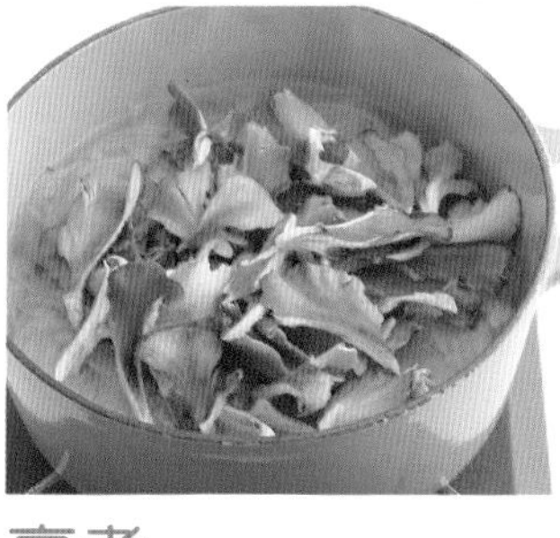

烹煮

在鍋子中放入高湯、舞茸、生薑之外步驟**1**的蔬菜後開火，水滾後轉為中火，繼續煮15～20分鐘。蔬菜變軟時，加入舞茸，稍微煮一下。煮的過程中，水量減少時補充加水。

3

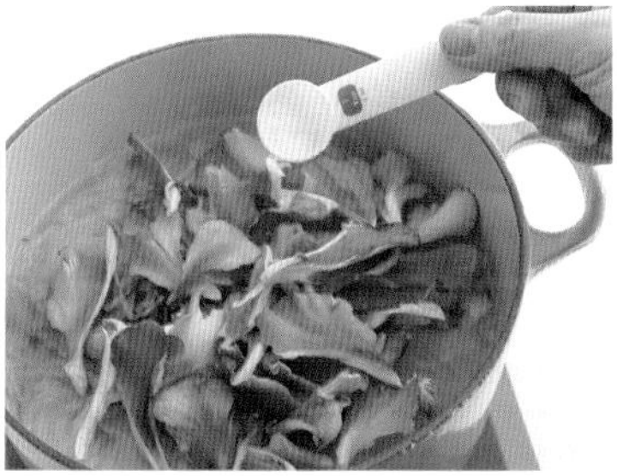
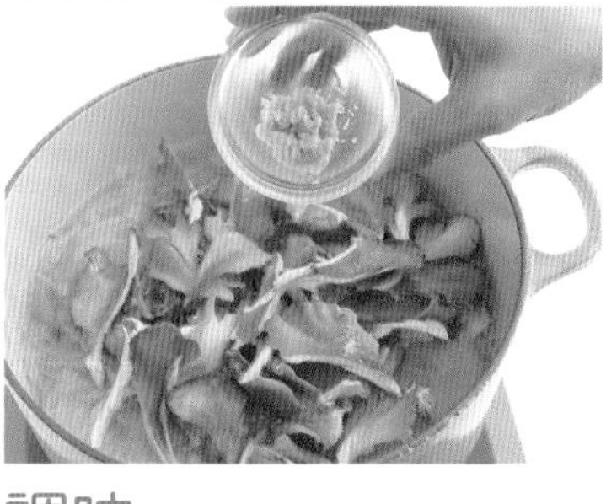

調味

依個人喜好斟酌加入酒、鹽，調整味道。光是蔬菜的味道吃起來就已經十分美味，建議添加少許調味即可。最後加入生薑泥，快速煮一下。

diet soup!

\ 健康效果也跟著提升！/

「燃脂蔬菜湯」的創意食譜

燃脂蔬菜湯因為是簡單調理，只要加入喜歡的口味，食譜就可自由變化。
在這裡要介紹健康效果高的食譜。

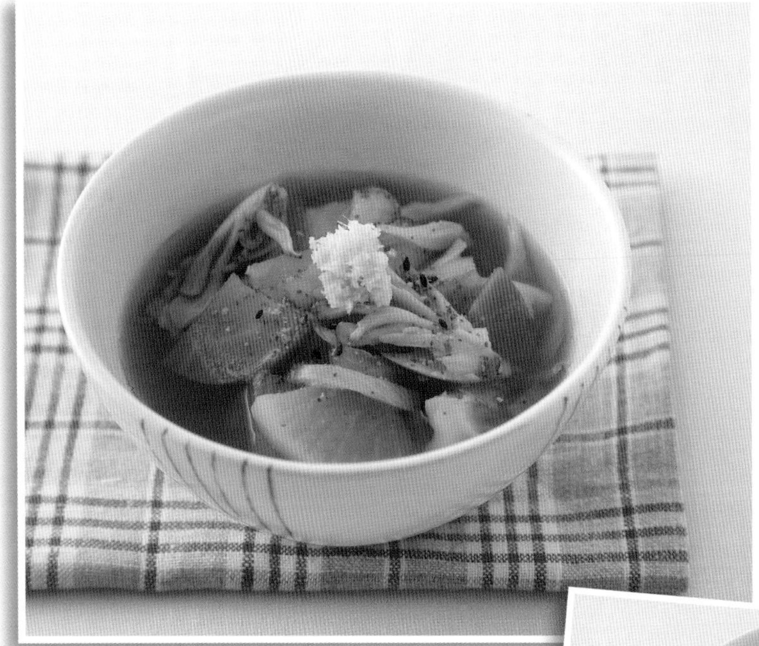

＋味噌

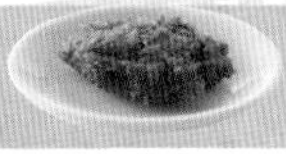

讓血液變清澈

味噌富含讓血液變清澈的成分以及調整女性體質的大豆異黃酮。可依個人喜好加入七味粉。辣椒中的辣椒素可提升燃脂效果。

作法

在一碗溫熱的燃脂蔬菜湯中加入大約1小匙的味噌溶解均勻，再依個人喜好撒上七味粉。

＋醬油

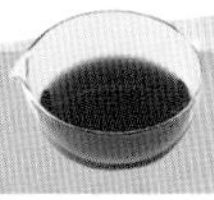

可減緩血糖值的上升速度

具有強大抗氧化作用的類黑素（melanoidin）成分，可減緩血糖值的上升速度。並且具有提高胃液的分泌，促進消化的功效。

作法

在一碗溫熱的燃脂蔬菜湯中加入大約1小匙的醬油，再依個人喜好撒上切成細末的萬用青蔥。

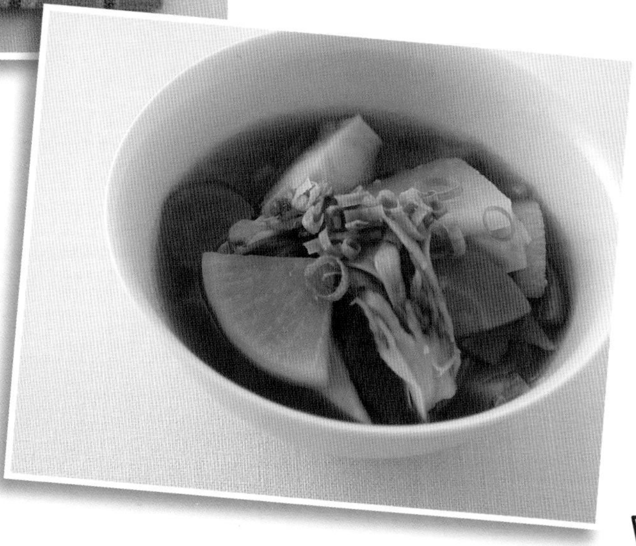

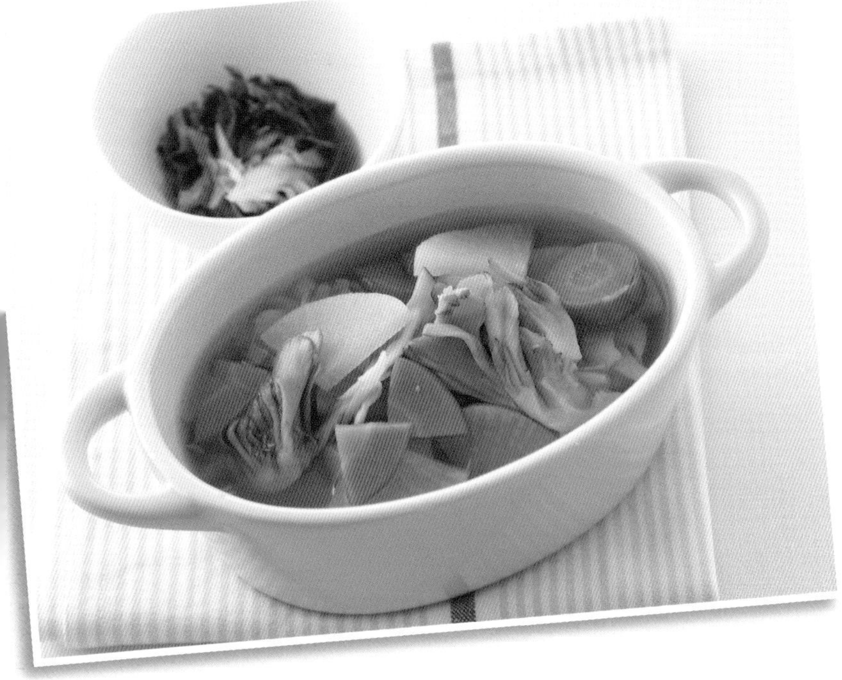

＋酸橘醋

提升代謝！

食醋中含有的醋酸以及柑橘類中含有的檸檬酸，除了可保持穩定的低血糖值，還具有加速代謝、消除疲勞等功效。

作法

依個人喜好在酸橘醋中加入蘇子葉、蘘荷（註）、萬用青蔥，一邊加入一碗溫熱的蔬菜湯中一邊享用。

註：蘘荷是一種薑科的植物，在日本叫作「茗荷」（みょうが），花蕾可以吃，味道很特別，適合做涼拌、漬物、冷麵等料理的香料。

diet soup!

＋豆瓣醬

藉由微辣感 讓身體暖和起來

含有蠶豆成分的豆瓣醬。除了可以帶出味道的層次，豆瓣醬中帶有辣味的辣椒，含有辣椒素可提升燃脂的效果。

作法

在1碗熱的燃脂蔬菜湯中加入少許的豆瓣醬，快速煮一下。加糖醋醬也OK。

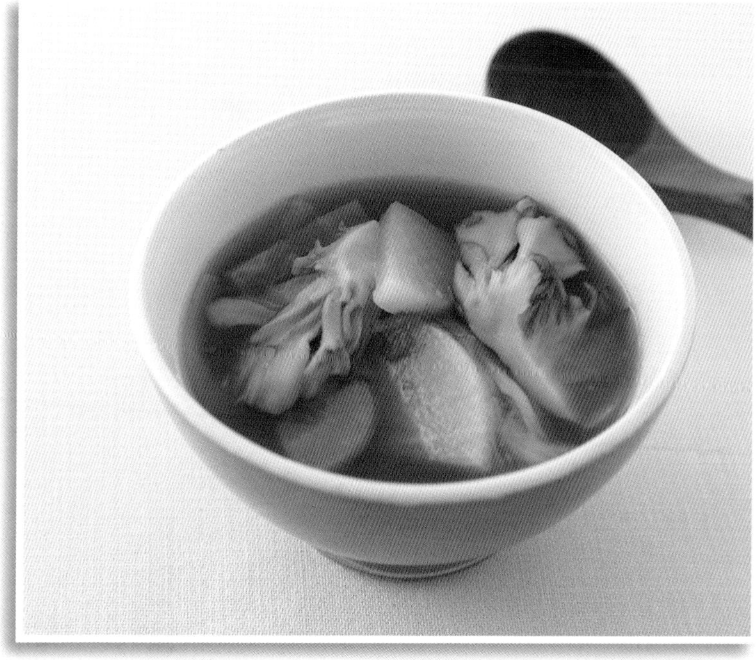

＋豆漿

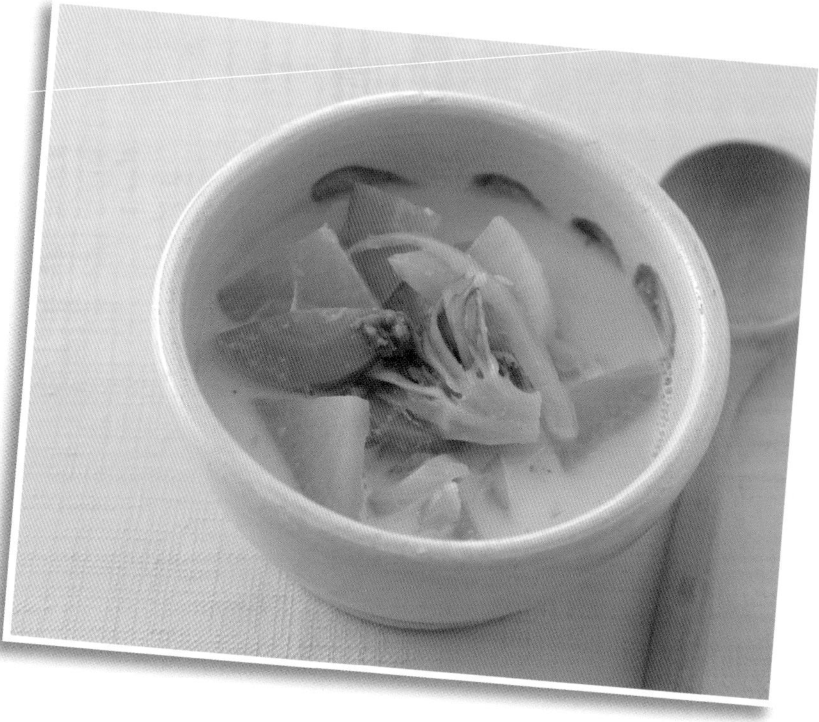

大力推薦女性！

大豆異黃酮和大豆皂苷，具有預防骨質疏鬆症、更年期症狀、生理期不順等功效。也具有幫助脂肪燃燒的作用！

作法

在一碗溫熱的燃脂蔬菜湯中加入大約50ml的豆漿，小火加熱不要煮到滾。試味道，依個人喜好加入柚子胡椒或黑胡椒，調和味道。

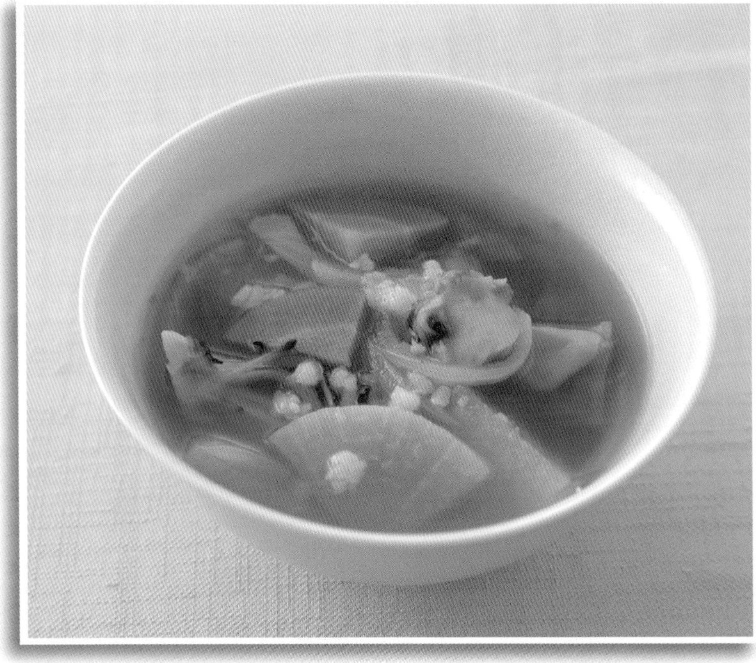

＋鹽麴

含有豐富的酵素

鹽麴是含有豐富酵素的萬用調味料。只要加入少量鹽麴就能帶出食材本身的美味。富含幫助增加腸內好菌的乳酸菌，可調整腸內環境。

作法

在一碗溫熱的燃脂蔬菜湯中加入少許的鹽麴，稍微煮一下。

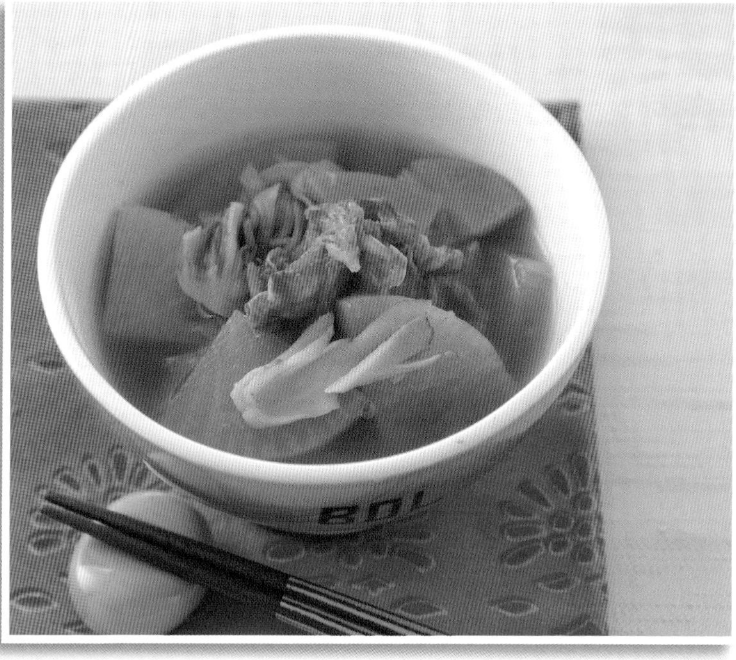

＋泡菜

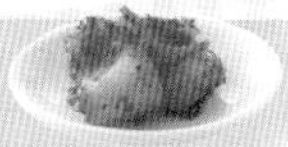

也能預防虛冷症

乳酸菌豐富的泡菜，有助於改善便秘和痘痘產生。由於也有發汗作用，所以也能預防虛冷症和感冒。

作法

在一碗溫熱的燃脂蔬菜湯中加入適量的大白菜泡菜，快速煮一下。

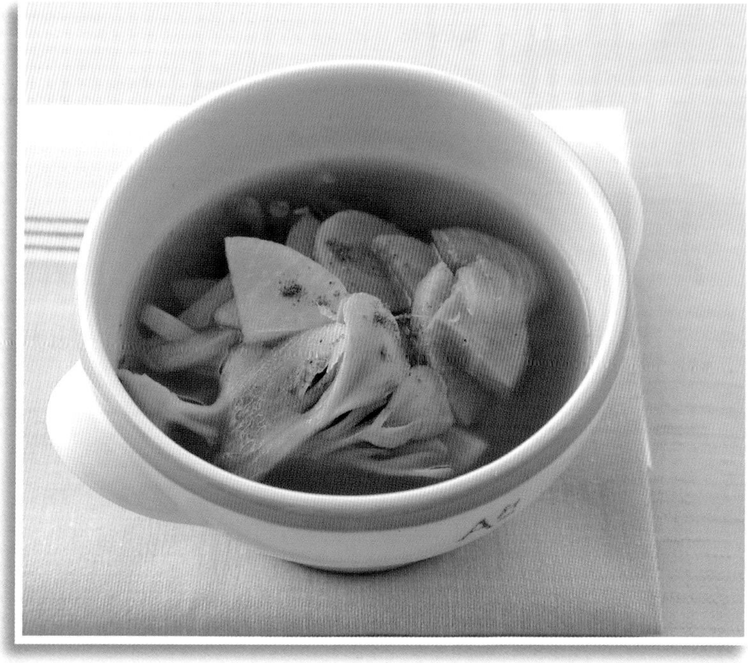

＋咖哩粉

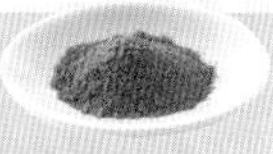

燃燒脂肪

咖哩粉有提高脂肪燃燒的效果。只要加入咖哩粉，就能做出有咖哩風味的美味蔬菜湯。

作法

需要大約1/2～1小匙的咖哩粉，加入一碗溫熱的燃脂蔬菜湯中。依個人喜好，加入少許的醬油也很好吃。

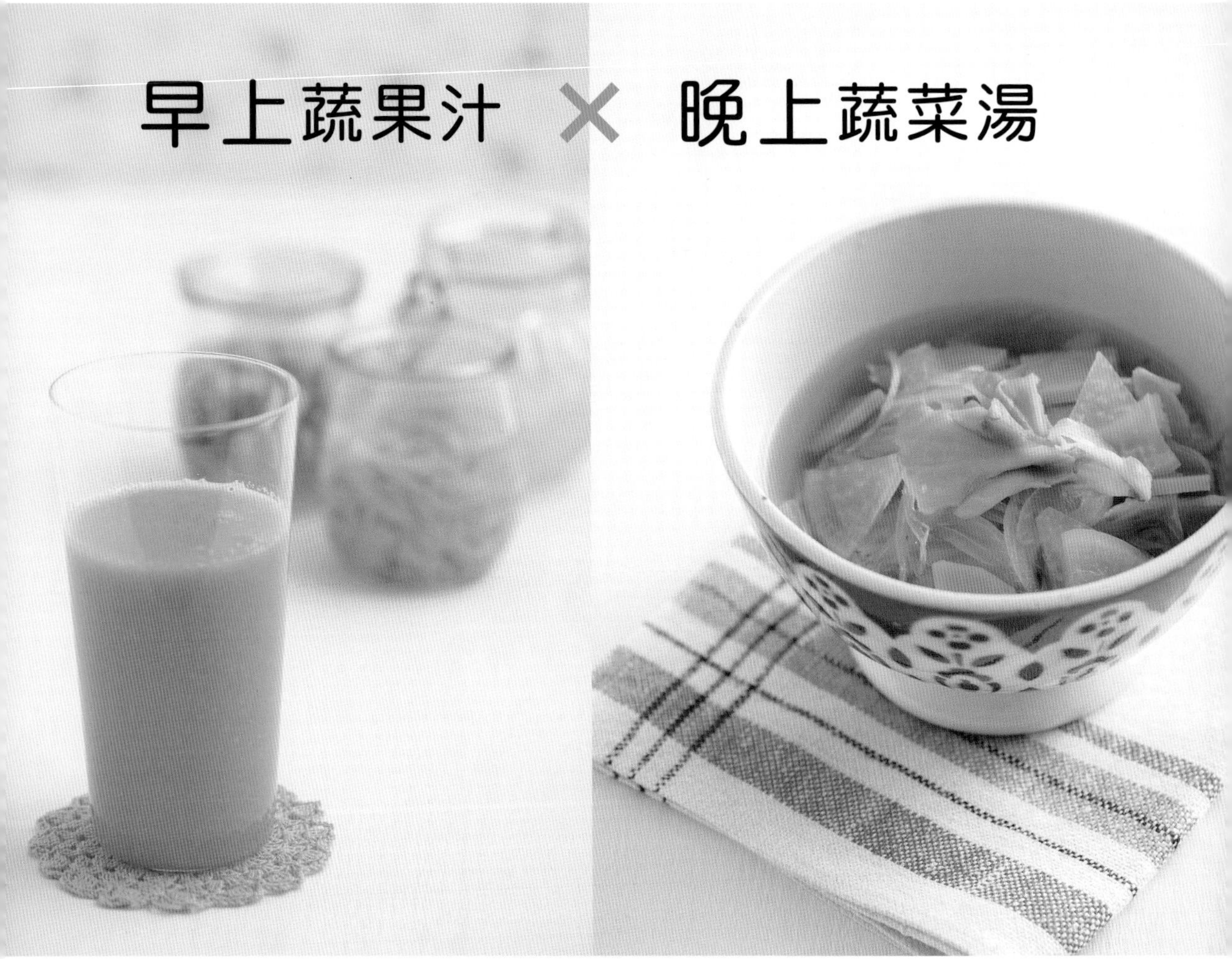

用雙倍的力量變得更輕盈！

何謂早上喝「燃脂蔬果汁」晚上喝「燃脂蔬菜湯」瘦身法？

將早上蔬果汁、晚上蔬菜湯加入飲食中，是簡單、成功率高的瘦身方式。

如同Step1所介紹的，只要把早餐替換成一杯燃脂蔬果汁，就能感受到瘦身效果。雖然說午餐、晚餐可以隨心所欲地吃自己想吃的，但是一直吃高熱量的食物也會導致體重失控。另外，因爲忙碌午餐、晚餐都吃便利商店的便當，只靠早上喝果汁，營養會不足，進而變成不容易燃燒脂肪的體質。

因此要推薦給大家的，就是在晚餐加入燃脂蔬菜湯的計畫。燃脂蔬菜湯具有瘦身效果的理由，如同P36～41中所介紹的。

蔬菜湯喝越多越能提升代謝力，腹部也會變得平坦，可由裡而外瘦得漂亮。搭配早上的燃脂蔬果汁雙管齊下，便會產生相乘效果，大大提升排毒&燃脂力。

晚餐從燃脂蔬菜湯開始！可預防吃得過多，與瘦身息息相關。

晚餐以蛋白質爲主。雖然說可以隨心所欲地吃喝，不過瘦身期間禁止飲食過量。和Step1一樣，基本上肉類要挑選低脂肪、高蛋白質的部位，油炸物要節制。另外，主食類要減量。

儘管如此，每天都要做到均衡的飲食，有時不容易持久。首先，在晚餐前喝下一整碗的燃脂蔬菜湯吧。蔬菜湯有咀嚼感，充分咀嚼可防止飲食過量。

再則，用餐時先吃含有大量膳食纖維的蔬菜或菇類，可減緩醣類的消化吸收，也具有預防血糖值急速上升的效果，最後打造成易瘦的體質。

蔬菜湯只需把材料煮過，所以作法簡單。一次先煮起來，在晚歸的日子也可以攝取到足夠的蔬菜。

趕快從今天開始，把早上燃脂蔬果汁、晚上燃脂蔬菜湯加入一天的飲食中吧。

進一步強化瘦身能力！

早上－「燃脂蔬果汁」×晚上－「燃脂蔬菜湯」的相乘效果

蔬菜量增加，越能達到營養均衡

燃脂蔬果汁可確實攝取到生鮮蔬菜或水果中含有的酵素和維生素Ｃ「瘦得漂亮」的成分。這些營養成分一旦經過加熱，就會遭受破壞，所以生食吸收比較有效率。

另一方面，燃脂蔬菜湯的蔬菜則要用火煮熟。加熱能降低澀味，充足攝取。一天攝取的蔬菜量增加，營養均衡也會明顯變好。

膳食纖維量增加，可大大提升排毒效果

一旦蔬菜的量增加，吃進體內的膳食纖維當然也會增加。原本應該排泄出去的毒素積蓄在體內，久了就變成便秘。攝取膳食纖維豐富的蔬菜，便能改善便秘。腸內環境變好，體質得到改善，肥胖的問題自然可以獲得解決。

空腹感消失，壓力減少 越來越邁向易瘦體質之路

要讓瘦身成功，重點在於不累積壓力。爲了想變瘦而不吃東西的瘦身方式，會導致便秘。身體的能量效率變差，反而容易變胖。

在這一點上，無論是燃脂蔬果汁還是燃脂蔬菜湯，任何季節都可以在超市買到材料。只要早餐喝一杯蔬果汁，晚餐前喝下一碗蔬菜湯，方法很簡單。所以可以毫不厭倦地持續下去。而且，因爲蔬菜，可以實現不會有空腹感的瘦身法。

diet juice! × diet soup!

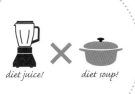

選擇基本的燃脂蔬果汁，再進一步搭配燃脂蔬菜湯吧！

燃脂蔬果汁與燃脂蔬菜湯的組合方式，可配合身體狀況，或是依照個人喜好自由搭配。請嘗試各種組合方式（詳細參考P. 54）。

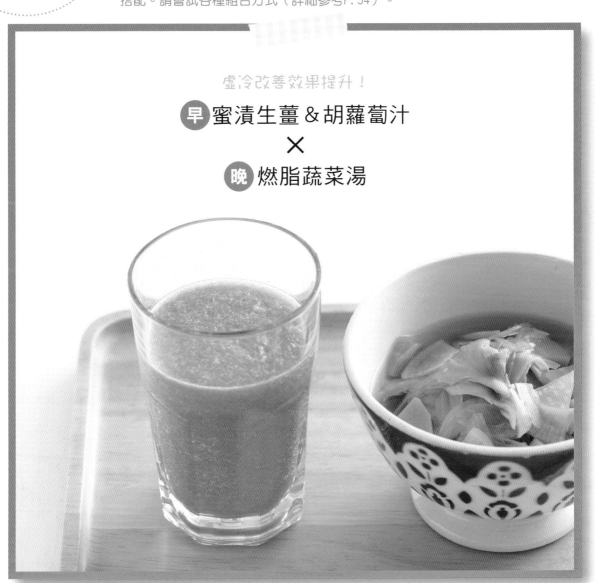

虛冷改善效果提升！

早 蜜漬生薑＆胡蘿蔔汁
×
晚 燃脂蔬菜湯

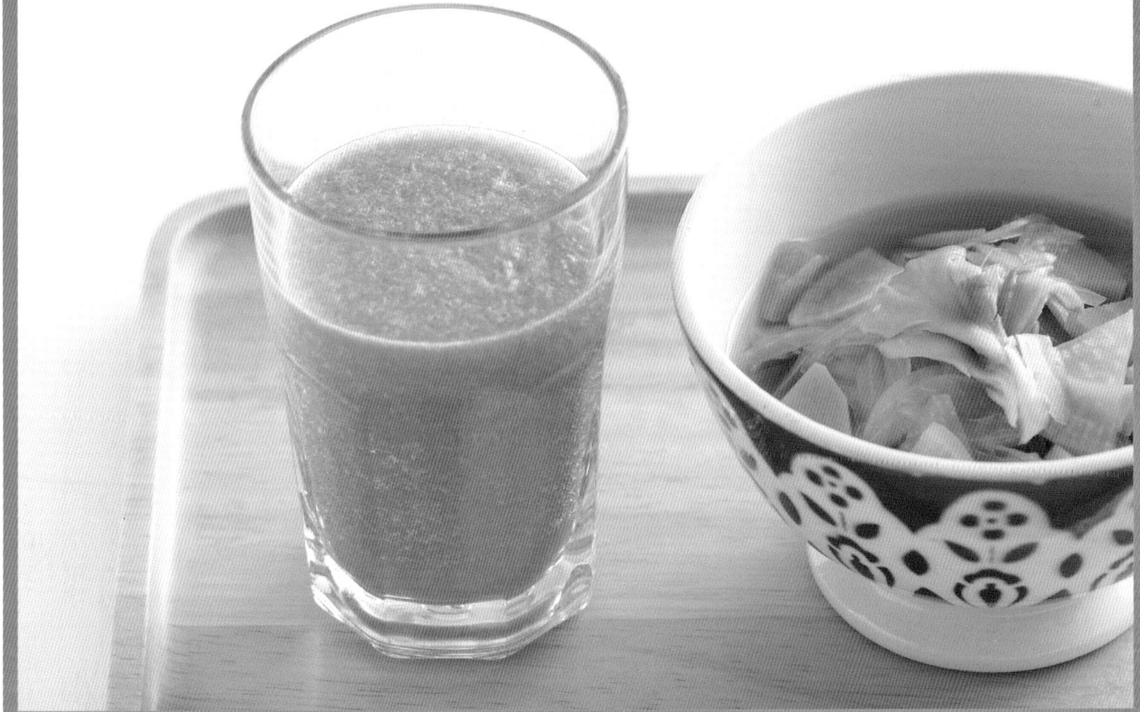

排毒效果提升！

早 蜜漬奇異果＆優格
×
晚 燃脂蔬菜湯

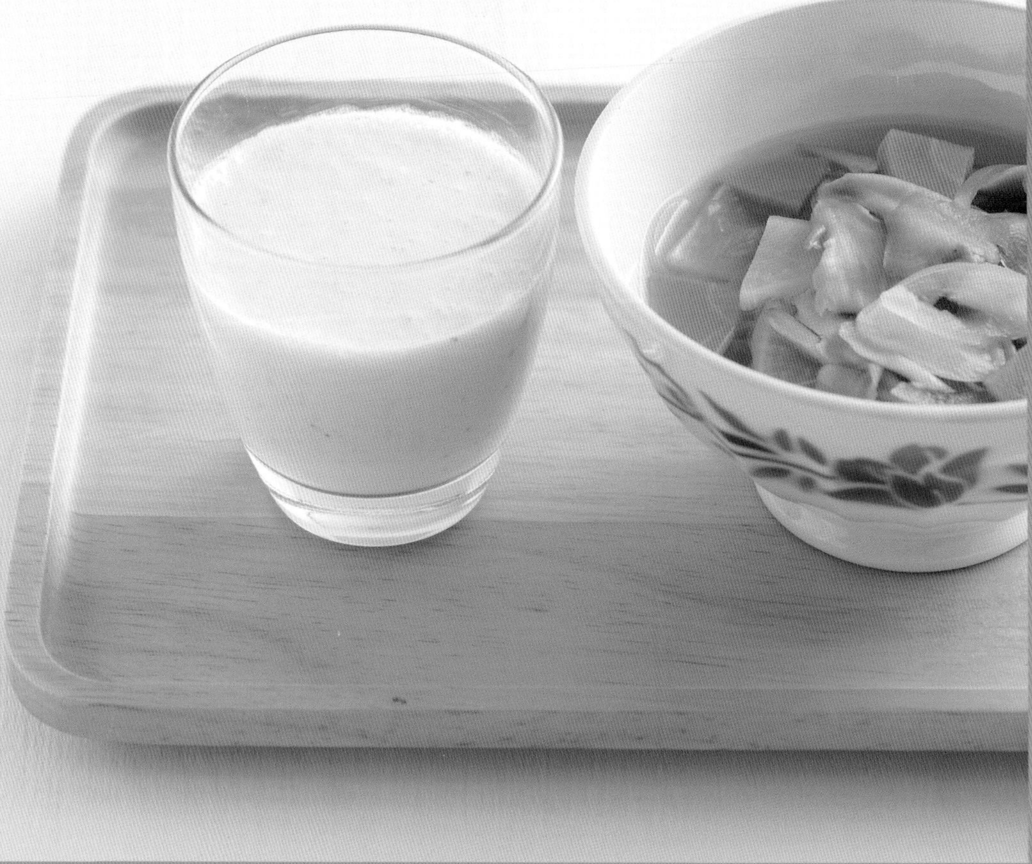

瘦身效果提升！

早 蜜漬葡萄柚＆小松菜、香蕉汁

✕

晚 燃脂蔬菜湯

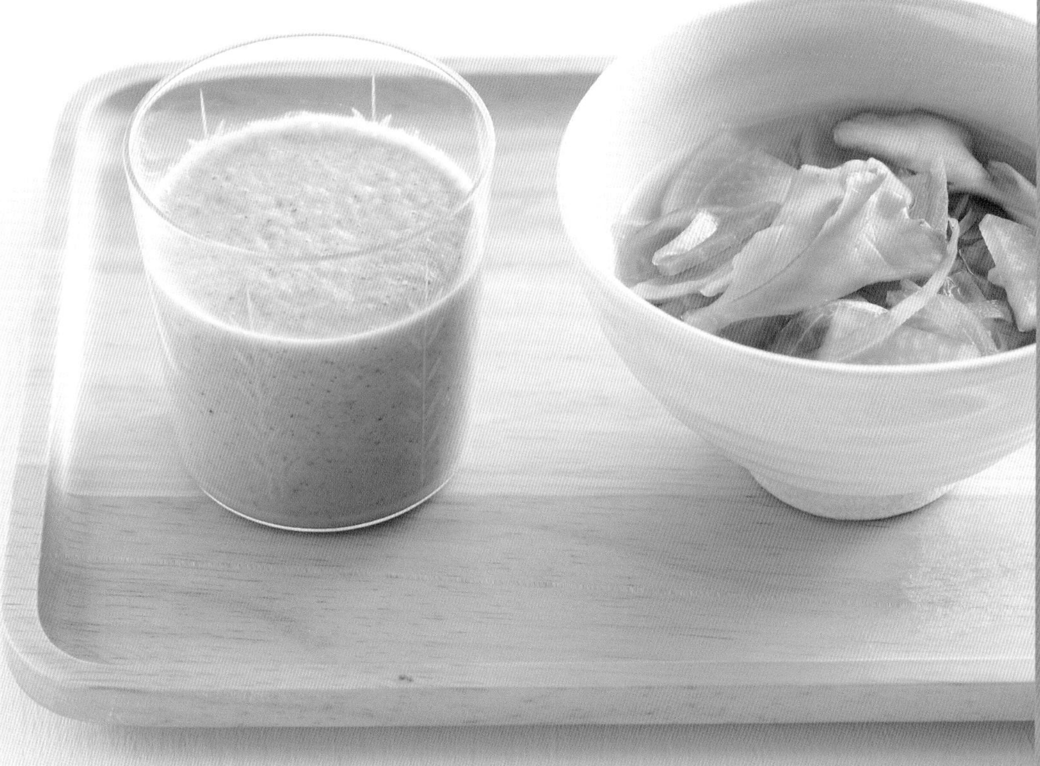

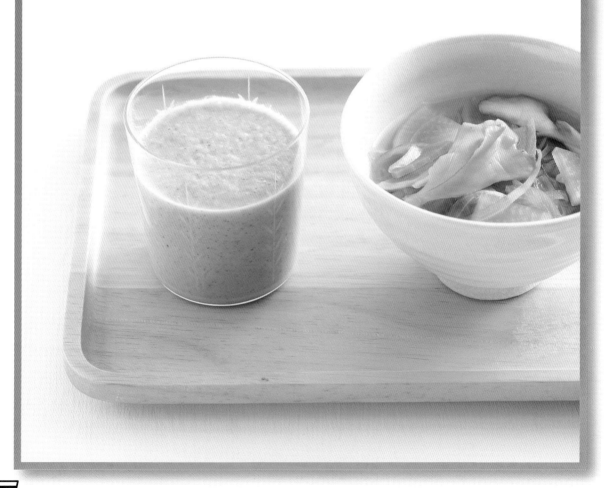

早 燃脂蔬果汁 × 晚 燃脂蔬菜湯

飲食基本原則

將燃脂蔬果汁與燃脂蔬菜湯加入飲食的

計畫中，除了蔬果汁和蔬菜湯以外，

其他正常飲食。

沒有特別困難的規則，

份量正常，禁止過量。

留意規律正常的飲食生活。

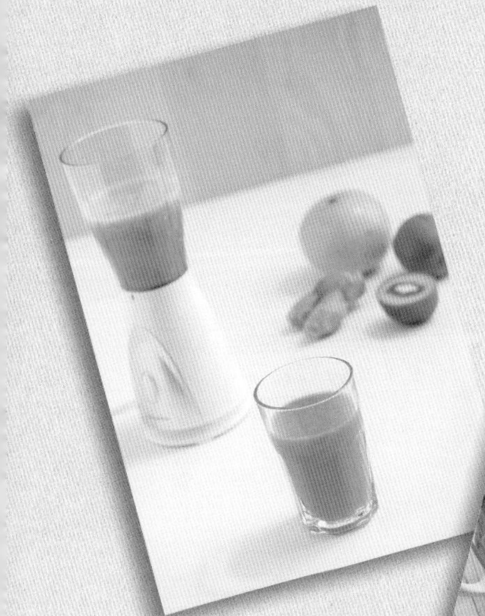

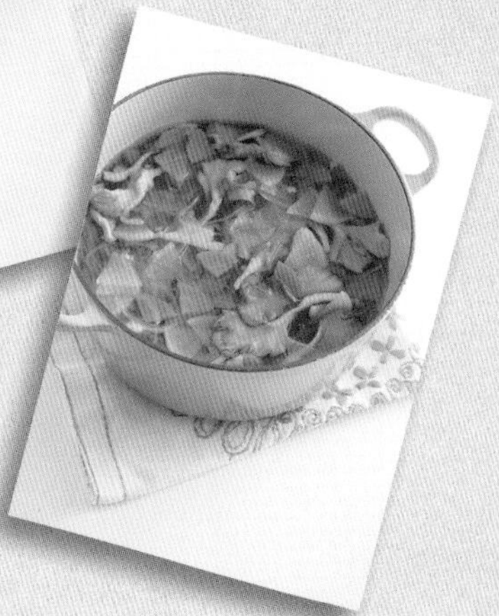

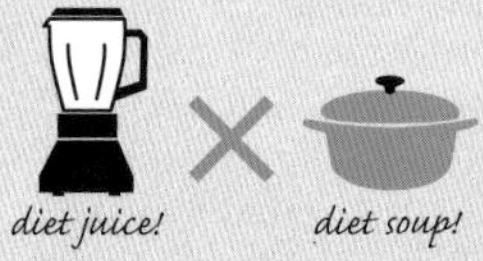

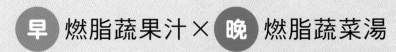

1 早餐替換成1杯燃脂蔬果汁

將早餐替換成燃脂蔬果汁。從3種基本果汁中，挑選出1種，或是3種交替飲用等，配合身體狀況或喜好自由搭配。蔬果汁的份量一次大約200ml，請依個人喜好調整份量。

2 午餐可以吃自己喜歡吃的食物

午餐可以隨心所欲地吃飯或配菜。肉類或魚類都OK。只是肉類要挑選低脂肪、高蛋白質的部位，比起油炸物，最好選擇煮物或蒸物等的烹調方式。建議主食盡量以蛋白質為主。

3 晚餐前務必先喝一碗燃脂蔬菜湯

晚餐前先喝下一碗燃脂蔬菜湯。一餐的份量大約是一大碗的蔬菜湯。配菜可以自由吃，主食的米飯類要減量。配菜的食材方面，如果星期一選擇肉類，星期二就選魚類，星期三選擇大豆製品，像這樣依順序攝取，飲食就會變得均衡。可自由追加蔬菜湯。

4 每天進行持續一星期

總之先持續一星期看看。這段期間，身體為了瘦身做準備，會將體內毒素排出。除了體重變化之外，應該可以感覺到排便變順暢、體質也在慢慢獲得改善。

5 不勉強

如同**Step1**一樣，切勿極端實行。一邊配合自己的身體狀況和食欲，一邊做調整。

早 燃脂蔬果汁
×
晚 燃脂蔬菜湯

一星期
瘦身行程表

在Step1習慣把早餐替換成燃脂蔬果汁後，接下來則進行晚餐喝蔬菜湯計畫。習慣後，想一直持續下去也沒問題，或者一個月以1～2次的循環實行也OK，找出適合自己的步調吧！

如果想進一步地提高瘦身效果……

○ 將主食白米飯換成白米與糙米１：１比例的混合糙米飯或糙米飯，減量進食（如果沒有糙米，用白米也可以）。另外，不吃也OK。可提升瘦身效果。

○ 無糖的飲料（紅茶、麥茶、玉米茶、紅豆茶、黑豆茶、番茶等）。

△ 有冷卻身體作用的飲料（冰水或綠茶、咖啡）。注意不要過量飲用！

✕ 酒類。忍耐一星期！

✕ 甜食。想吃甜食時，在熱飲中加入蜂蜜或蜜漬生薑。

一星期 基本計畫 瘦身行程表

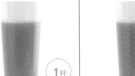

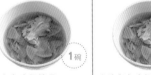

第2天	第1天	
燃脂蔬果汁  1杯 ☆依照喜好從基本果汁中挑選1～3種。 ☆交互飲用也OK。	燃脂蔬果汁  1杯 ☆依照喜好從基本果汁中挑選1～3種。 ☆交互飲用也OK。	早餐
吃什麼都OK 主食 魚類 or 肉類 or 大豆製品 ☆主食是米飯類	吃什麼都OK 主食 魚類 or 肉類 or 大豆製品 ☆主食是米飯類	午餐
燃脂蔬菜湯 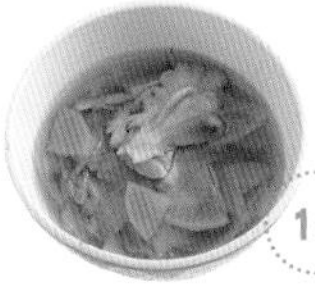 1碗 ☆務必在晚餐前喝 ☆配菜自由搭配 吃什麼都OK 主食 魚類 or 肉類 or 大豆製品 ☆最好不要跟午餐的食材、調理方法重疊。 ☆主食的米飯要減量。	燃脂蔬菜湯 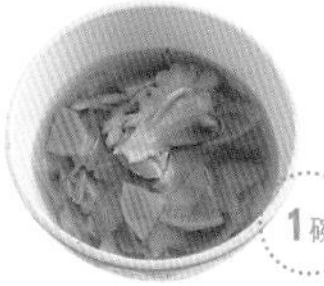 1碗 ☆務必在晚餐前喝 ☆配菜自由搭配 吃什麼都OK 主食 魚類 or 肉類 or 大豆製品 ☆最好不要跟午餐的食材、調理方法重疊。 ☆主食的米飯要減量。	晚餐
嚴禁甜食 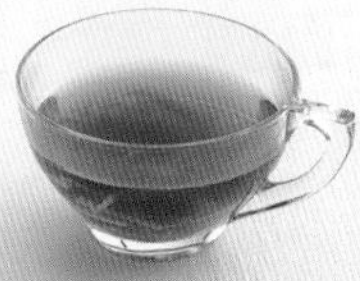 想吃甜食時，在熱飲中加入少量的蜂蜜或蜜漬生薑。	嚴禁甜食 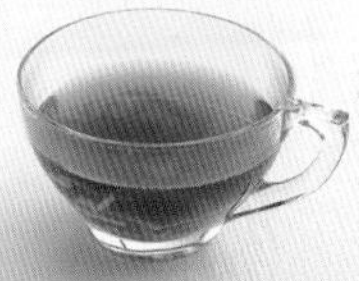 想吃甜食時，在熱飲中加入少量的蜂蜜或蜜漬生薑。	＋α

第7天	第6天	第5天	第4天	第3天
燃脂蔬果汁  1杯 ☆依照喜好從基本果汁中挑選1～3種。 ☆交互飲用也OK。	燃脂蔬果汁  1杯 ☆依照喜好從基本果汁中挑選1～3種。 ☆交互飲用也OK。	燃脂蔬果汁  1杯 ☆依照喜好從基本果汁中挑選1～3種。 ☆交互飲用也OK。	燃脂蔬果汁  1杯 ☆依照喜好從基本果汁中挑選1～3種。 ☆交互飲用也OK。	燃脂蔬果汁  1杯 ☆依照喜好從基本果汁中挑選1～3種。 ☆交互飲用也OK。
吃什麼都OK 主食 魚類 or 肉類 or 大豆製品 ☆主食是米飯類	吃什麼都OK 主食 魚類 or 肉類 or 大豆製品 ☆主食是米飯類	吃什麼都OK 主食 魚類 or 肉類 or 大豆製品 ☆主食是米飯類	吃什麼都OK 主食 魚類 or 肉類 or 大豆製品 ☆主食是米飯類	吃什麼都OK 主食 魚類 or 肉類 or 大豆製品 ☆主食是米飯類
燃脂蔬菜湯 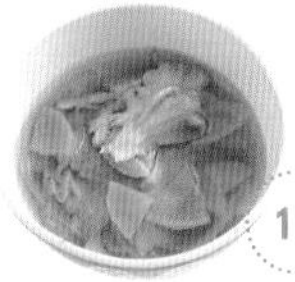 1碗 ☆務必在晚餐前喝 ☆配菜自由搭配 吃什麼都OK 主食 魚類 or 肉類 or 大豆製品 ☆最好不要跟午餐的食材、調理方法重疊。 ☆主食的米飯要減量。	燃脂蔬菜湯 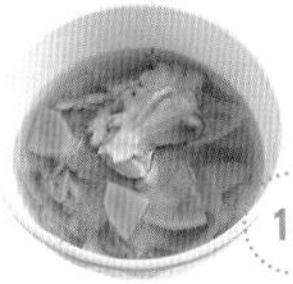 1碗 ☆務必在晚餐前喝 ☆配菜自由搭配 吃什麼都OK 主食 魚類 or 肉類 or 大豆製品 ☆最好不要跟午餐的食材、調理方法重疊。 ☆主食的米飯要減量。	燃脂蔬菜湯 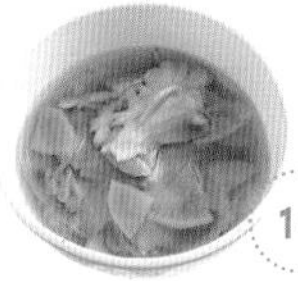 1碗 ☆務必在晚餐前喝 ☆配菜自由搭配 吃什麼都OK 主食 魚類 or 肉類 or 大豆製品 ☆最好不要跟午餐的食材、調理方法重疊。 ☆主食的米飯要減量。	燃脂蔬菜湯 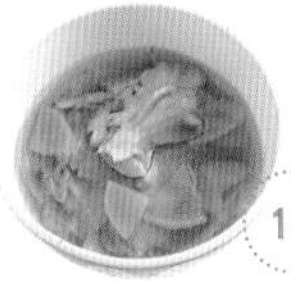 1碗 ☆務必在晚餐前喝 ☆配菜自由搭配 吃什麼都OK 主食 魚類 or 肉類 or 大豆製品 ☆最好不要跟午餐的食材、調理方法重疊。 ☆主食的米飯要減量。	燃脂蔬菜湯 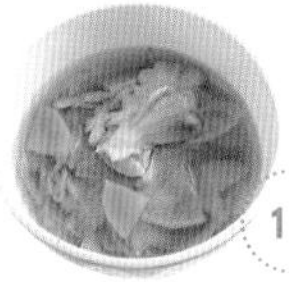 1碗 ☆務必在晚餐前喝 ☆配菜自由搭配 吃什麼都OK 主食 魚類 or 肉類 or 大豆製品 ☆最好不要跟午餐的食材、調理方法重疊。 ☆主食的米飯要減量。
嚴禁甜食 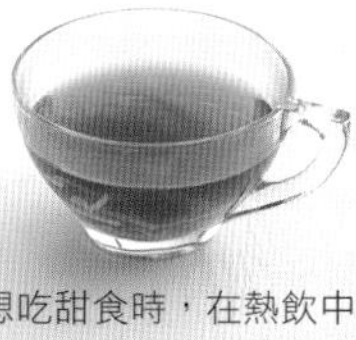 想吃甜食時，在熱飲中加入少量的蜂蜜或蜜漬生薑。	嚴禁甜食 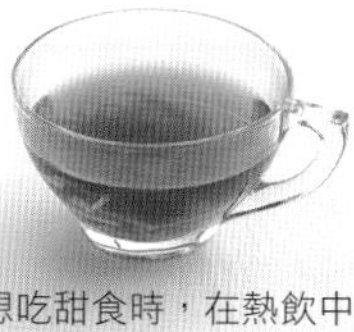 想吃甜食時，在熱飲中加入少量的蜂蜜或蜜漬生薑。	嚴禁甜食 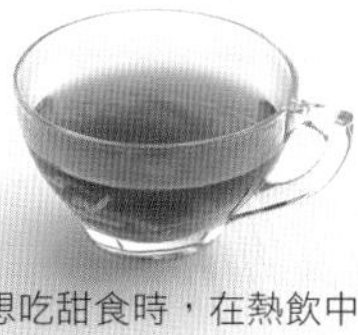 想吃甜食時，在熱飲中加入少量的蜂蜜或蜜漬生薑。	嚴禁甜食 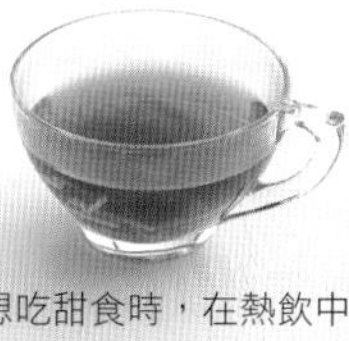 想吃甜食時，在熱飲中加入少量的蜂蜜或蜜漬生薑。	嚴禁甜食 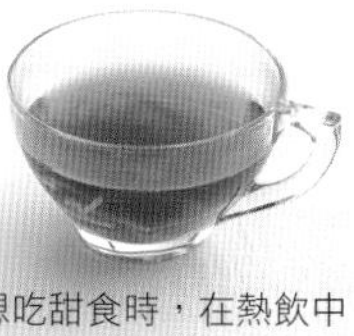 想吃甜食時，在熱飲中加入少量的蜂蜜或蜜漬生薑。

想讓您知道的事！

早 燃脂蔬果汁 晚 燃脂蔬菜湯 瘦身法 Q&A

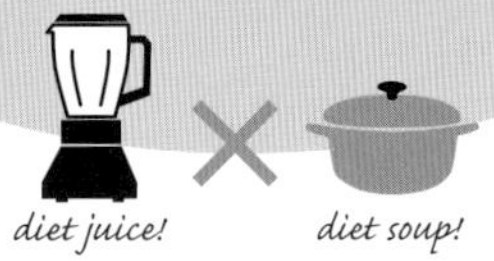

Q 想喝茶時…

A 請選擇具有暖和身體功效的飲品。

盡量選擇具有暖和身體功效的飲品。像是紅茶、麥茶、玉米茶、紅豆茶、黑豆茶、番茶等。另外，也推薦茉莉花茶或玫瑰花茶等花草茶。花草茶能促進氣血循環，有助於瘦身期間舒緩壓力。

另一方面，咖啡或綠茶具有冷卻身體的作用。並非完全不能喝。咖啡具有緩和心情，消除不安或倦意，綠茶則具有促進消化的功效。兩者只要喝溫熱的，一天1～2杯沒問題。飯後如果喝了1～2杯，其餘喝花草茶或生薑紅茶就好。

選擇具有暖和身體功效的飲品，建議加熱後再喝。

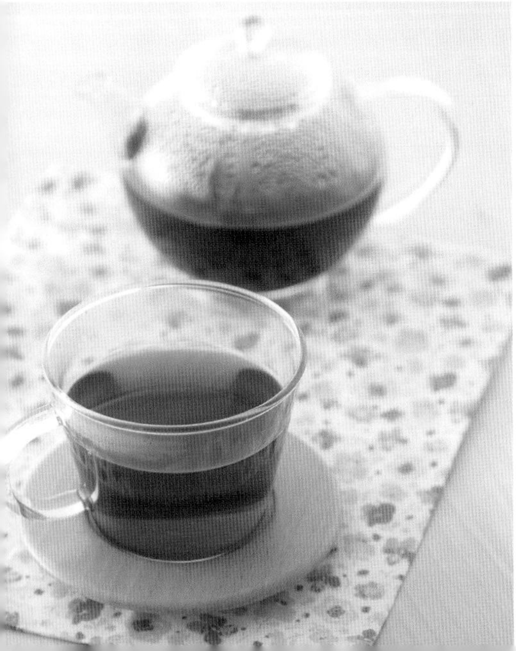

Q 大概要持續多久才有效果？

A 最少要1～2個月。

實行**Step1**的計畫一個星期、**Step2**的計畫一個星期後，反應較快的人，便秘、虛冷症或皮膚等問題很快就有了改善，可感覺到效果。不過原本代謝就差的人，會有體重不易減輕等個別差異，所以建議燃脂蔬果汁最少要喝1～2個月，並且加入燃脂蔬菜湯。

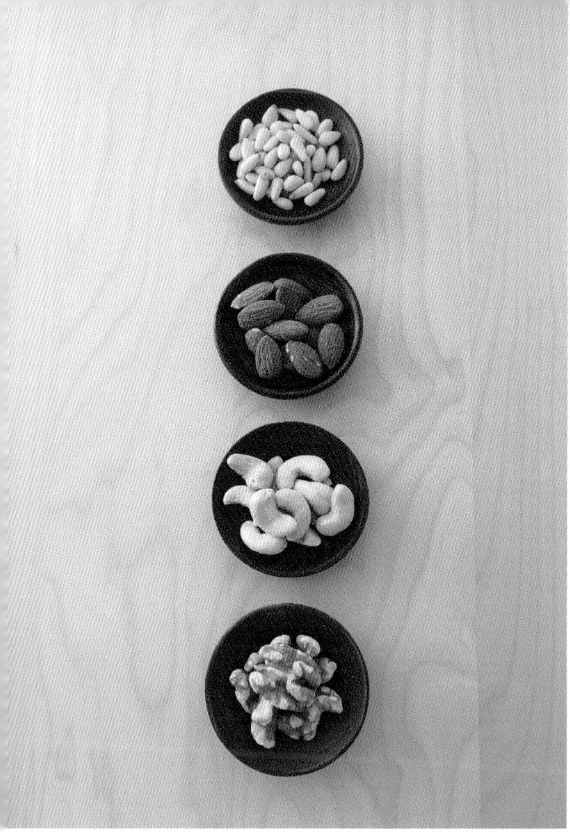

推薦有咀嚼感的堅果、種子類作為零食。挑選未添加砂糖或食鹽的食品。

Q 如果要吃零食，應該挑選什麼樣的食品？

A 推薦挑選堅果類。

攝取過多糖分，會減低瘦身或改善體質的效果。控制甜食才是聰明的做法。推薦吃些花生、核桃或杏仁等堅果種子類。因為富含維生素E的抗氧化物質，可發揮美化肌膚和預防老化的功效。想吃甜食時，可將蜂蜜或蜜漬生薑加入紅茶，或澆在寒天上。除此之外，也可加入帶有自然甜味的紫芋、南瓜或栗子等。

Q 行程表結束後，可以正常飲食嗎？

A 會自然而然變成健康的飲食習慣。

一旦持續行程表1～2個月，和以前相比會變得比較不想吃肉類、油炸物或蛋糕等。請注重以醋物、煮物、味噌湯、米飯等為主的均衡飲食。晚餐也可養成將燃脂蔬菜湯作為一道配菜的習慣。藉由飯前先喝蔬菜湯，除了能有效預防血糖值急速上升，滿足感也會隨之增加，預防吃過量。

一邊配合自己的身體狀況和食欲，一邊調整，才是自然不勉強，瘦身的訣竅。

Q 什麼樣的人不可以喝燃脂蔬果汁或蔬菜湯？

A 任何人都推薦飲用。

燃脂蔬果汁和燃脂蔬菜湯的材料是蔬菜和水果。從小孩到老人都推薦飲用。由於有助改善瘦身、虛冷症、便秘、肩頸僵硬等問題，所以推薦各年齡層的人飲用。

只是蜂蜜中有時含有肉毒桿菌，未滿一歲的嬰幼兒可能引起肉毒桿菌性食物中毒。請不要給嬰幼兒喝燃脂蔬果汁。另外，有宿疾等在醫院接受飲食指導的人，請事先與您的醫生做討論。

Q&A

Q 想把蔬菜湯做成便當…

A 只要是密閉容器就可以攜帶。

只要裝進密閉容器，即使在外面也可以享用燃脂蔬菜湯。先將燃脂蔬菜湯煮熟，變涼後再裝進密閉容器中。就算冷掉也很好喝，所以直接享用也OK。在外如果有加熱設備，也可以加熱後再吃。只是夏天食物容易腐壞，所以不推薦。這種情形，建議使用專門用來裝湯或味噌湯的容器。

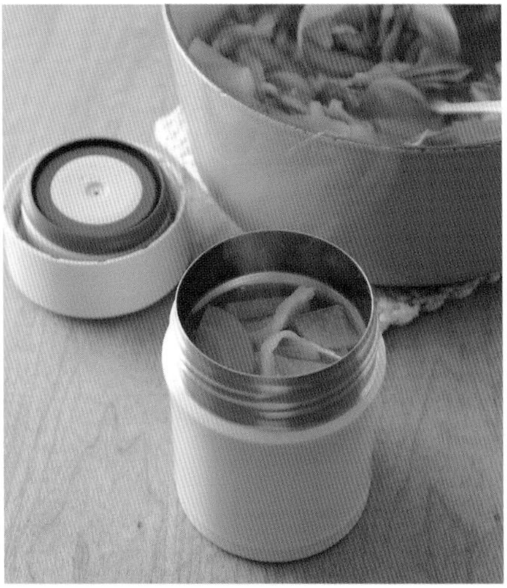

利用裝湯專用的容器很方便。把溫熱的燃脂蔬菜湯分裝，稍微加熱。

Q 煮蔬菜湯的鍋子該用哪一種？

A 選擇可以蓋緊的厚鍋。

煮蔬菜湯適合用容易加熱的厚鍋，有深度的平底鍋也OK，只要蓋子蓋得緊的就可以。蓋上蓋子慢慢熬煮，能帶出蔬菜的清甜，是用少許的調味料也能煮得好吃的訣竅。如果用小鍋子煮，請用燃脂蔬菜湯基本材料的一半份量來烹煮。

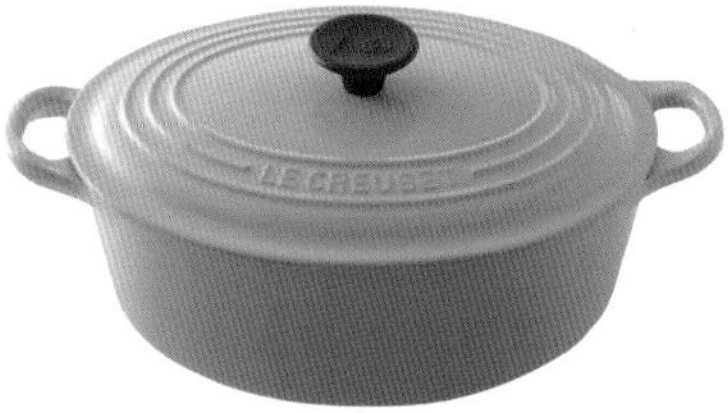

建議選用鐵製、不銹鋼、琺瑯質等較厚的材質。

Q 蔬菜湯可以保存嗎？

A 只要每天加熱煮滾就OK。

每次要喝時先煮滾，吃完後用保鮮膜封住，放進冰箱可保存3～4天。另外，分裝成小份裝進密閉容器，再放進冰箱保存，方便又容易。如果是兩天左右，吃完一頓蓋上蓋子，置於室溫下保存也沒問題。

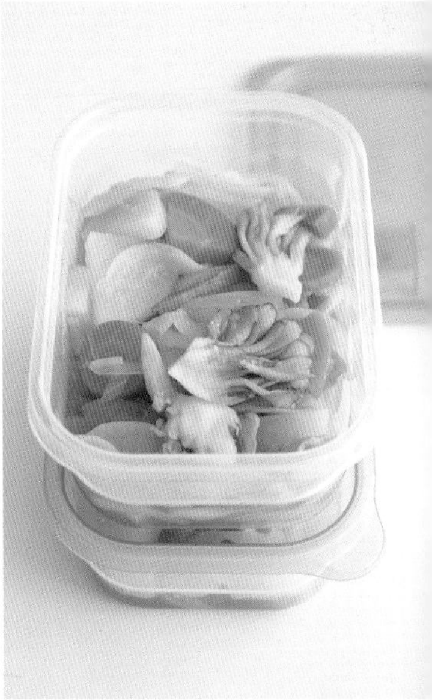

也可以一次做起來放著。小份分裝在密閉容器中保存的話，更方便使用。

Step 3

美容&抗老&經期不順！

藉由集中排毒來調整身體

作為「燃脂蔬果汁」基底的蜜漬物，
就是天然的維他命。
身體有不適狀況時，配合症狀增添食材，
加進果汁或飲品中。
在這裡要介紹以女性特有煩惱為主，
對13種身體不適症狀有效的1杯。

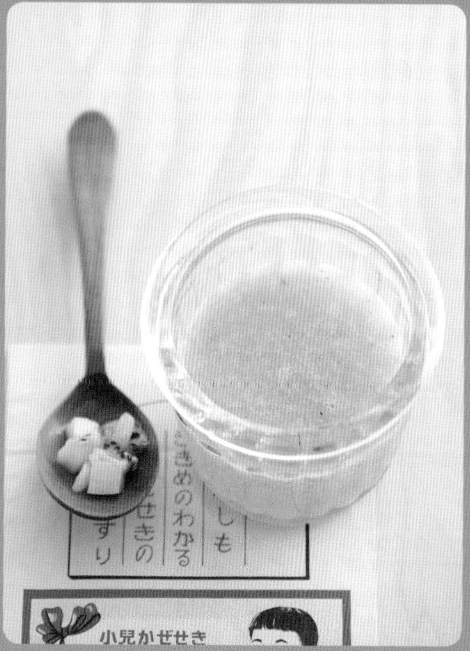

Variation

這個時候就要喝這個！

01 感冒、肩頸僵硬

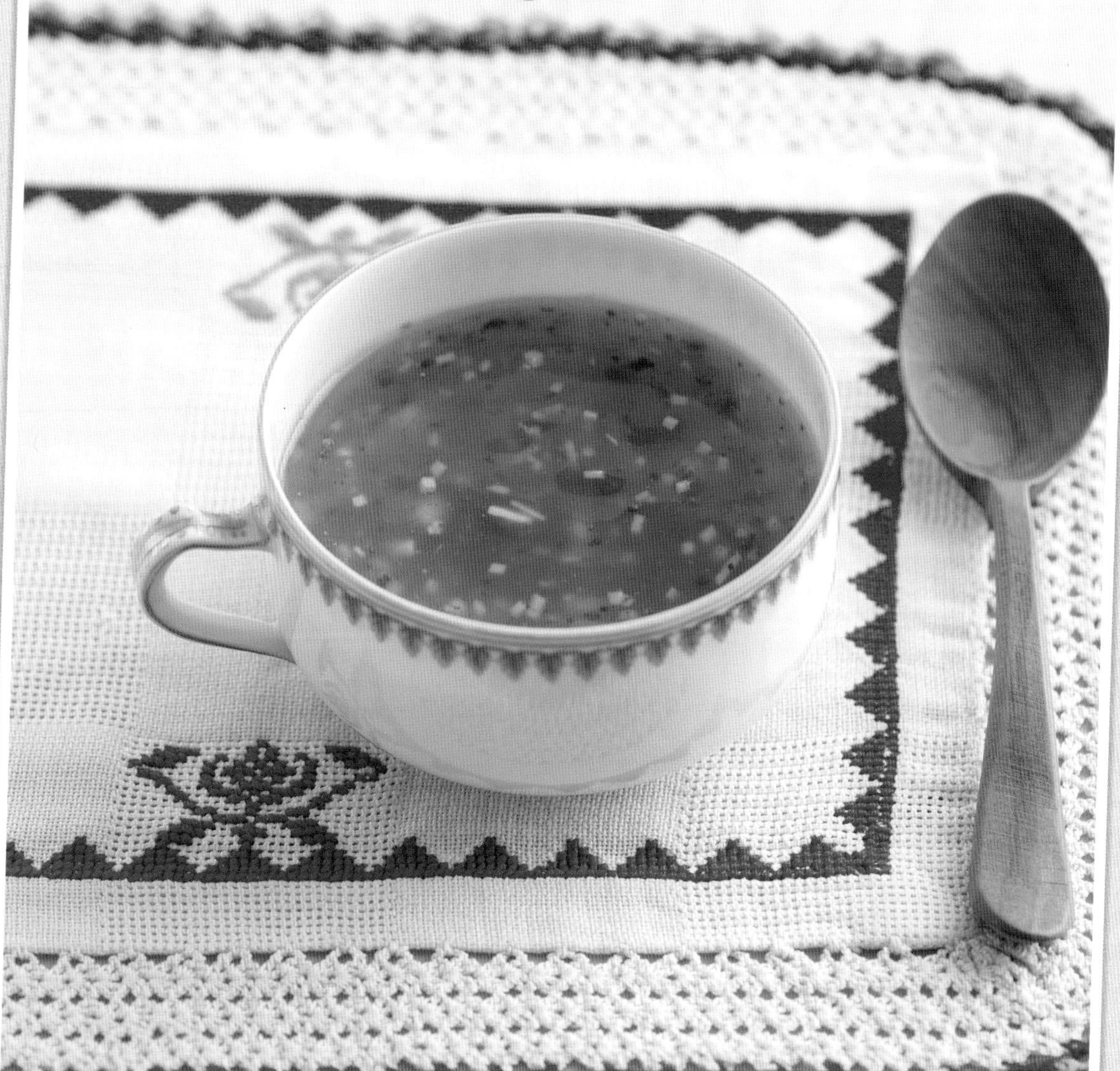

Variation

蜜漬生薑&肉桂葛粉湯

以葛粉、肉桂、生薑為成分的葛根湯，以治療感冒初期的藥聞名。
由於也具有舒緩肌肉的功效，所以也能緩解肩頸肌肉的僵硬不適。

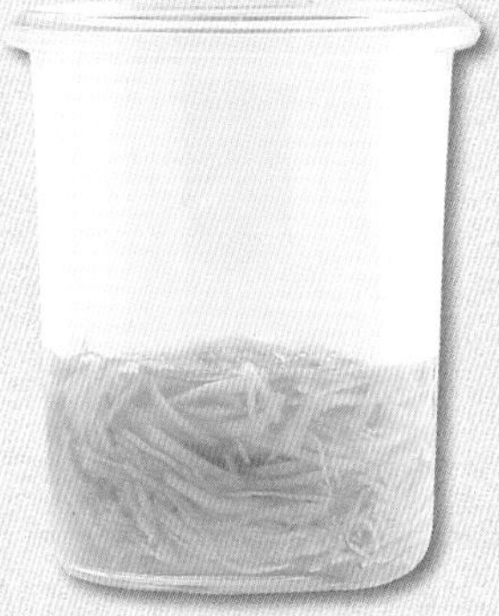

蜜漬生薑

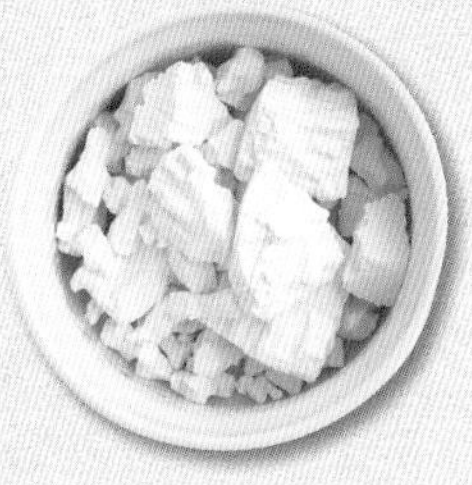

葛粉

從葛根中得到的澱粉。具有發汗、解熱的功效，能舒緩肌肉的緊繃。另外也含有大量具抗氧化功效的異黃酮素。

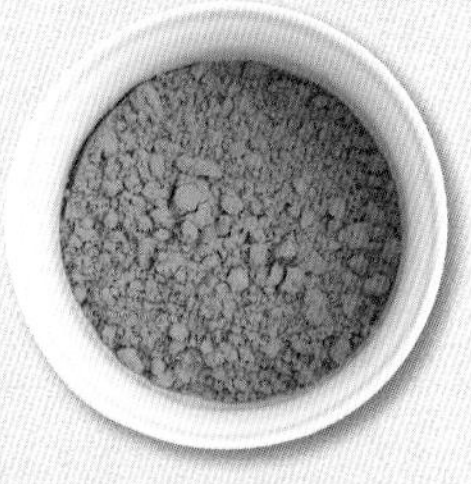

肉桂

用於增添糕餅的風味。也有稱為肉桂的中藥，除了可溫暖身體，也具有提升腸胃機能等功效。

◎材料（容易製作的份量・2人份）

蜜漬生薑…2大匙
葛粉…25g
水…300ml
肉桂（粉末）…1/2小匙

◎作法

1. 用所需份量的水將葛粉融解。
2. 把步驟**1**放進小鍋子中，用小火熬煮，邊煮邊攪拌。
3. 直到呈透明狀時移到容器內，加入蜜漬生薑（生薑切碎）、肉桂混合攪拌。

＊蜜漬生薑、肉桂請依個人喜好斟酌份量。

蜜漬奇異果&芝麻奶昔

奇異果富含維生素C可預防黑斑、雀斑的產生。
同時也是加了滋潤效果高的芝麻、雞蛋、牛奶的美肌飲。
除了對於肌膚和頭髮有美容效果，也推薦容易便秘的人飲用。

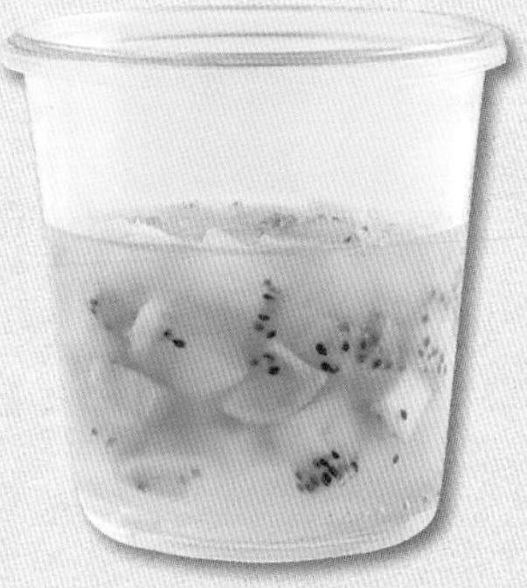

蜜漬奇異果

＋

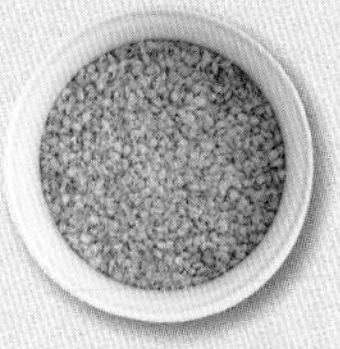

白芝麻

含有大量抗氧化作用強大的芝麻素成分。對於改善便秘及滋潤皮膚也有效果。

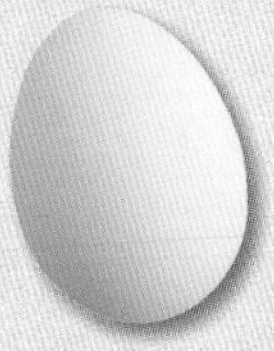

雞蛋

除了含有8種必需氨基酸之外，還含有豐富均衡的營養成分。也具有滋潤人體的功效，能有效改善肌膚乾燥。

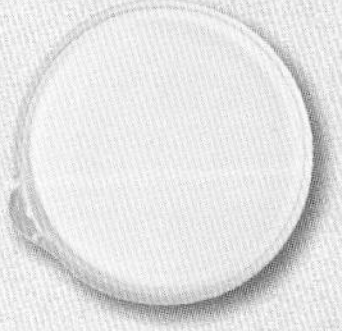

牛奶

含鈣豐富。對人體具有滋潤的功效，所以也具有消除便秘，美容肌膚和頭髮的效果。

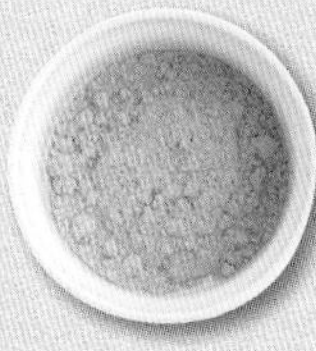

白豆蔻

薑科的多年草本植物。特徵為香氣強烈，帶有稍微嗆鼻的味道。具有行氣的功效。

◎材料（容易製作的份量・3～4人份）

蜜漬奇異果…2大匙
白芝麻…2大匙
蛋液…1個份
牛奶…400ml
白豆蔻…1/2小匙

◎作法

將所有材料放進攪拌機攪拌。

奇異果多放也OK。
白豆蔻請依個人喜好斟酌份量。

這個時候就要喝這個！

02 美容肌膚

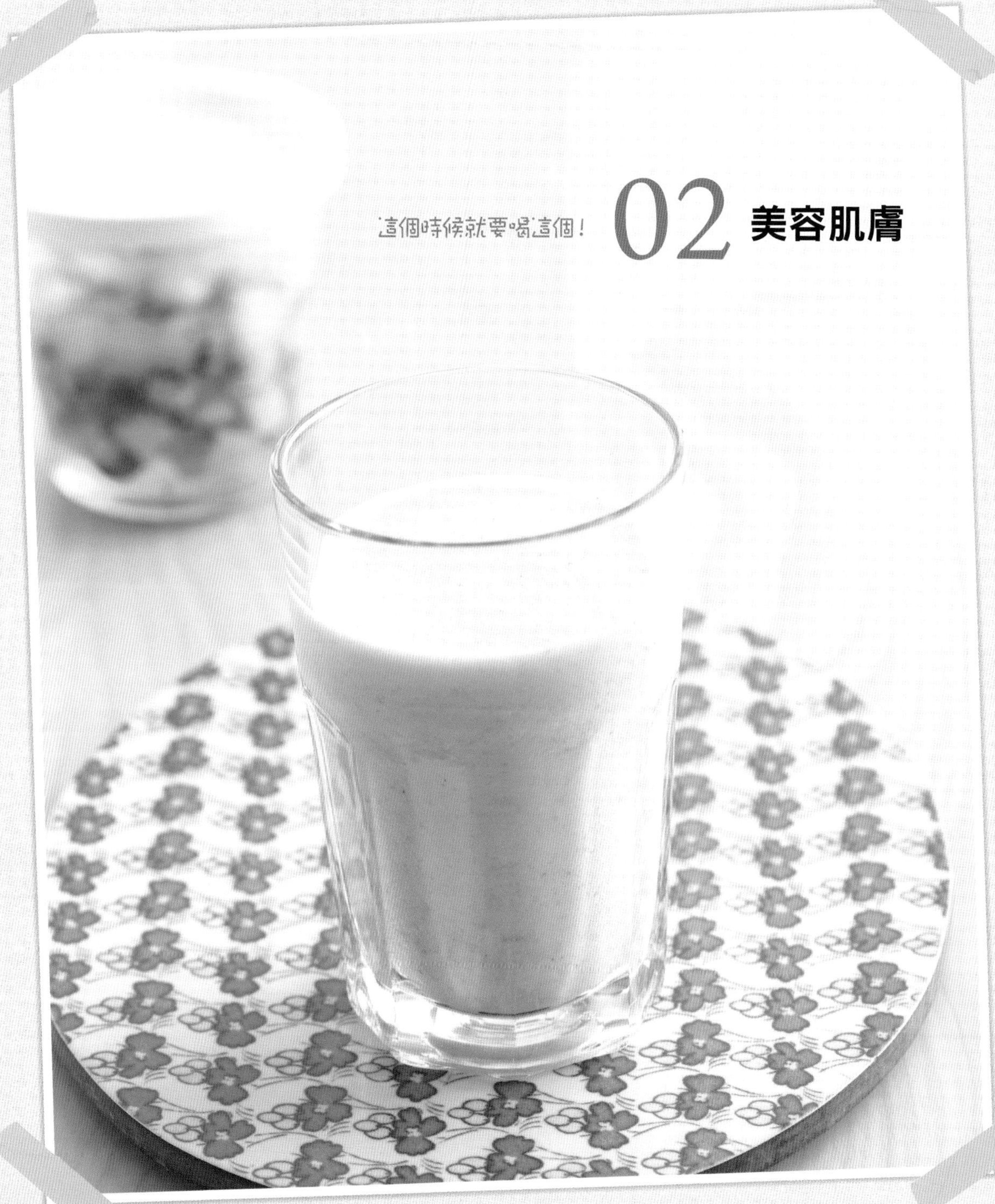

這個時候就要喝這個！

03 浮腫

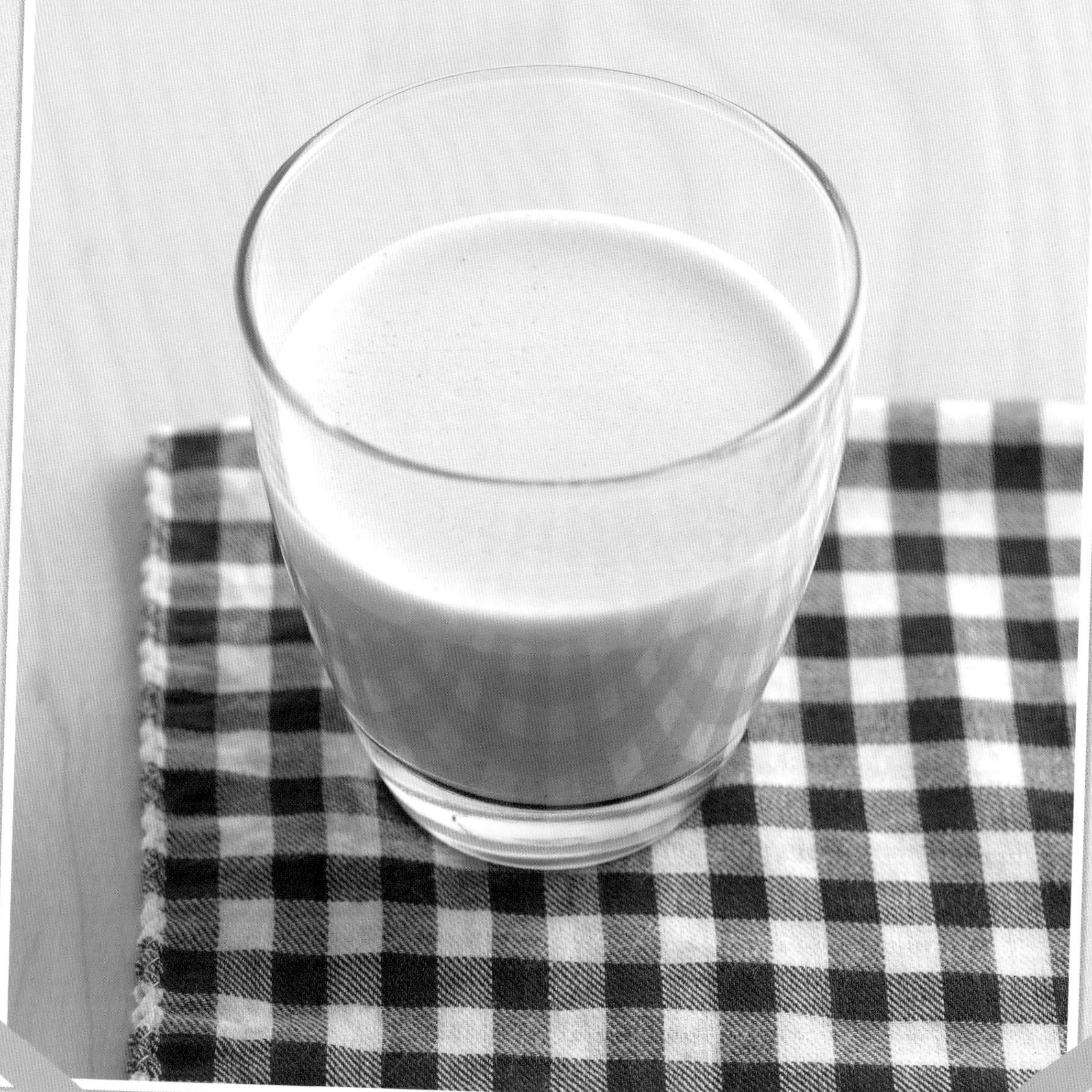

Variation

蜜漬生薑&紅豆、豆漿飲

主要材料是紅豆。紅豆具有利尿的作用，可消除浮腫。
紅豆含有大量的維生素B_1，能促進新陳代謝，也具有瘦身的功效。

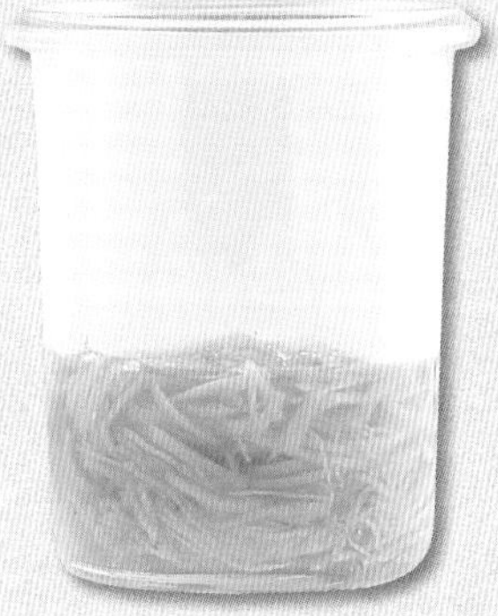

蜜漬生薑

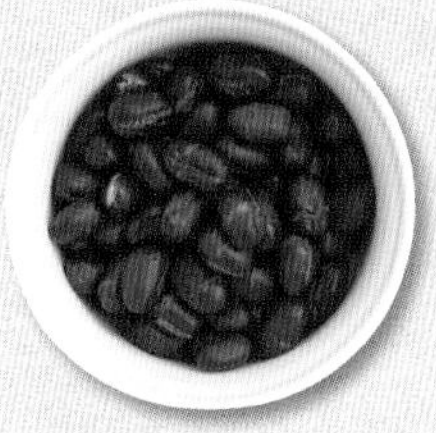

紅豆

富含皂苷（Saponin，為多酚的一種）和鉀。這些成分具有利尿和解毒作用，能有效消除浮腫。

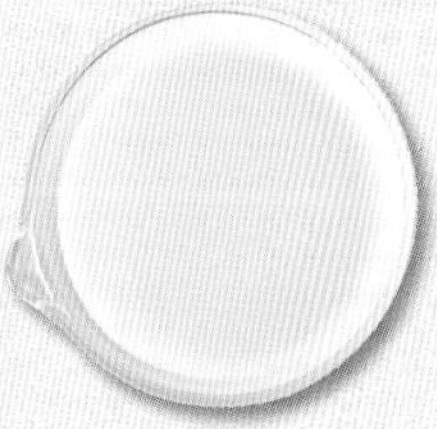

豆漿

和紅豆一樣含有皂苷。含有作用類似女性賀爾蒙的大豆異黃酮，也能幫助緩和更年期各種不適症狀和預防骨質疏鬆症。

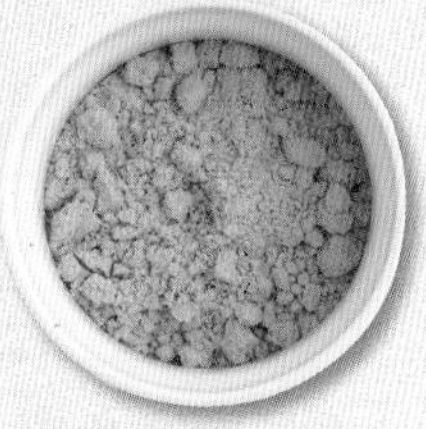

黃豆粉

將大豆炒後去皮，磨製而成的粉末。炒過的大豆消化變好，大豆的甜味被帶出來，香氣十足。也含有大量的鈣和膳食纖維。

◎材料（1人份）

蜜漬生薑…1大匙
紅豆（水煮、無糖罐裝）…1大匙
豆漿…200ml
黃豆粉…1大匙

◎作法

將所有材料放進攪拌機攪拌。

＊買不到罐裝紅豆時，多加一些黃豆粉也OK。
＊冷熱都好喝。

蜜漬葡萄柚&檸檬萊姆汁

柑橘類帶有獨特清爽的口感與清香。
豐富的檸檬酸和維生素C能消除疲勞，是提神效果大的1杯飲品。

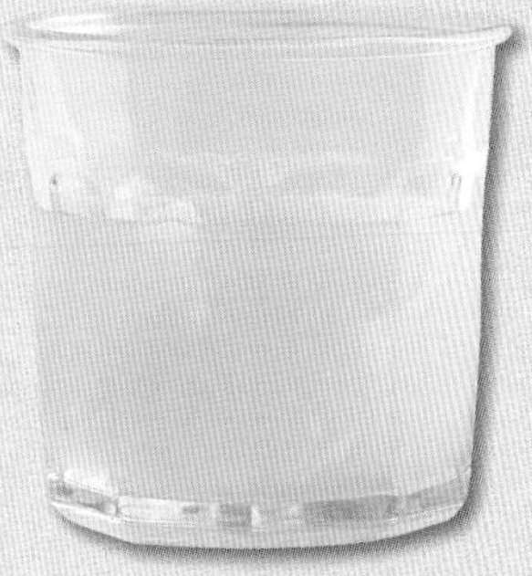

蜜漬葡萄柚

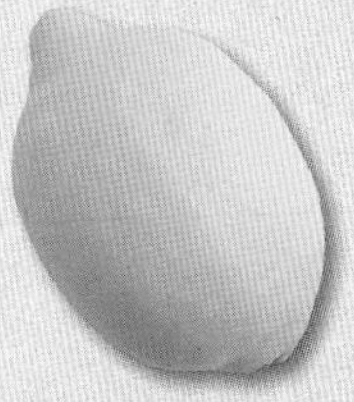

檸檬

主要特徵的酸味，來自維生素C和檸檬酸。豐富的檸檬酸能消除疲勞，減輕壓力。

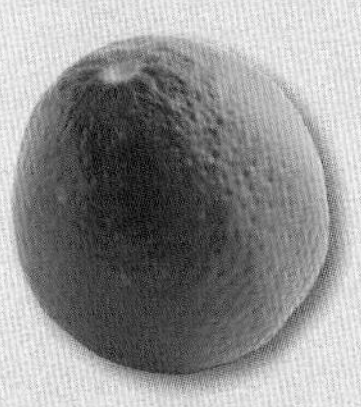

萊姆

香氣與酸味清爽獨特。和檸檬一樣，富含維生素C，能有效解除壓力。

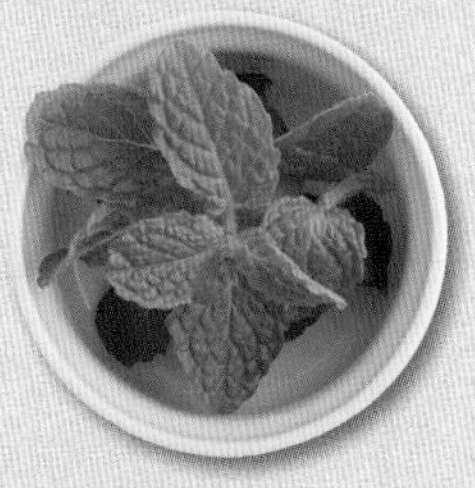

薄荷

以花草茶而聞名。獨特的香氣能放鬆心情。薄荷在中醫是具有行氣功效的食材，能有效緩解精神的焦躁及不安。

◎材料（1人份）

蜜漬葡萄柚…1大匙
檸檬…1/2個
萊姆…1/2個
薄荷葉…5片
碳酸水（無糖）…200ml

◎作法

1 將檸檬和萊姆榨成果汁。

2 在玻璃杯中倒入蜜漬葡萄柚、步驟**1**的果汁、冰鎮過的碳酸水後攪拌，放上薄荷片裝飾。

＊沒有萊姆，用1顆檸檬製做也OK。

這個時候就要喝這個！

04 心情浮躁

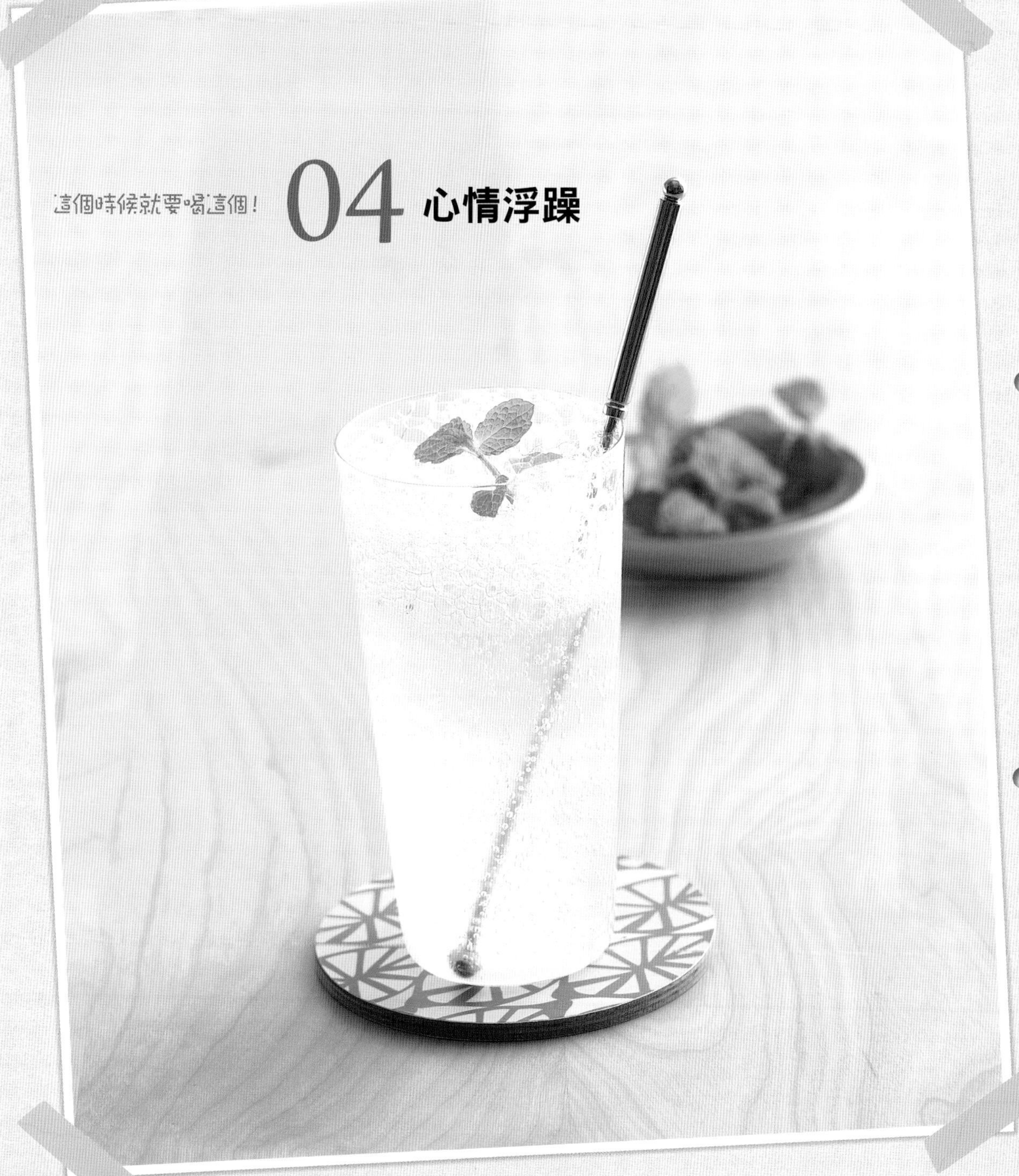

這個時候就要喝這個！

05 失眠

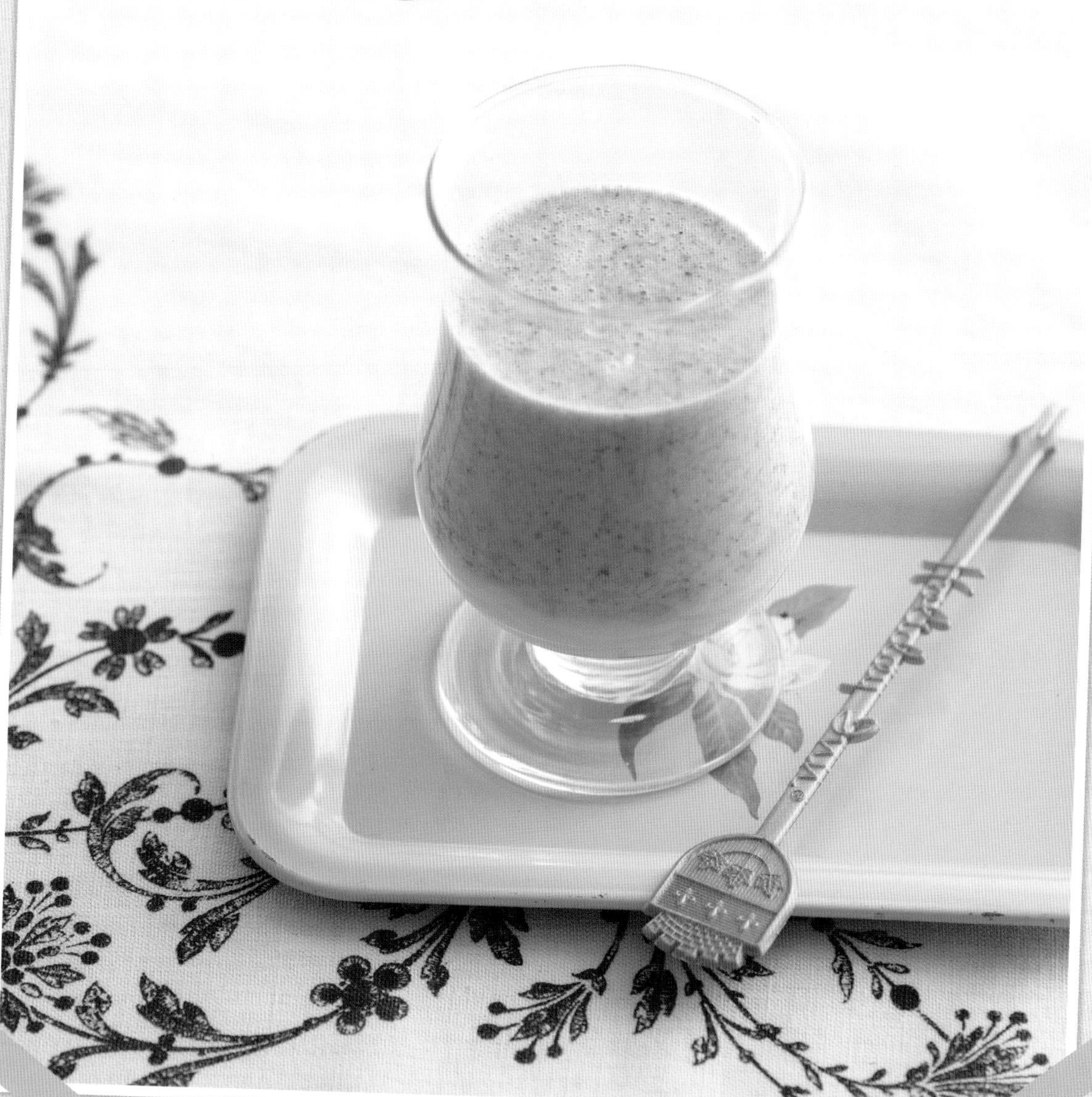

Variation

蜜漬葡萄柚&葡萄乾牛奶

對恢復疲勞有立即性效果的葡萄乾，搭配鈣質豐富的牛奶。
利用相乘效果提高安眠功效。
肉豆蔻的辛香味也能加強效果。

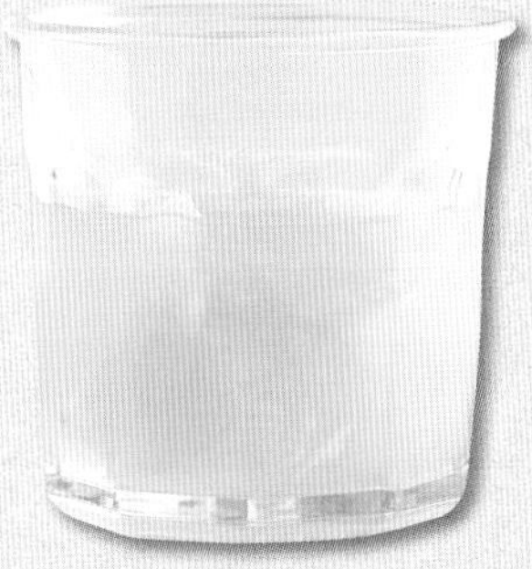

蜜漬葡萄柚

＋

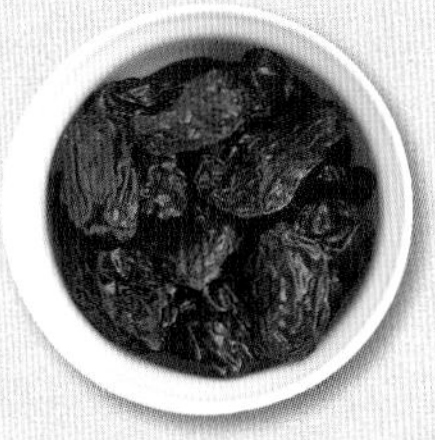

葡萄乾

葡萄乾的鈣質、鐵是葡萄的10倍以上。葡萄皮含有大量抗氧化作用強大的多酚，可提升免疫力。此外，葡萄乾含有豐富的葡萄糖和果糖，可迅速成為能量的來源。

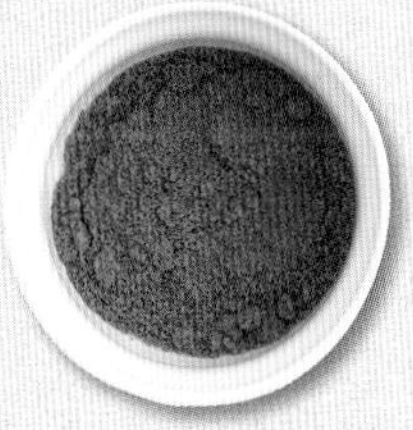

肉豆蔻

略具甜味的辛辣味道為其特徵。在藥膳中，被作為溫暖身體的食材來使用。排毒效果也很明顯。另外，還具有整腸功效。

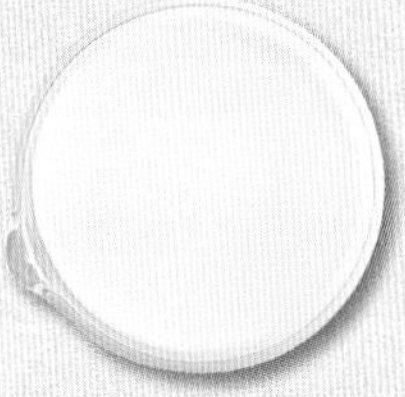

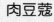

牛奶

豐富的鈣質具有安眠的功效（參考P.64）。

◎材料（1人份）

蜜漬葡萄柚…1大匙
葡萄乾…3大匙（30g）
牛奶…200ml
肉豆蔻（粉末）…1/2小匙

◎作法

1 將葡萄乾浸泡在溫水中，等葡萄乾軟化後瀝乾水分，切碎備用。

2 將步驟**1**和剩餘的材料放進攪拌機攪拌。

＊放入攪拌機攪拌後，溫熱一下也很好喝。

蜜漬生薑&柳橙優格

免疫力低下也是造成花粉症等過敏症狀的原因。
蜂蜜、生薑、柳橙、優格的組合，有助於提升免疫力。

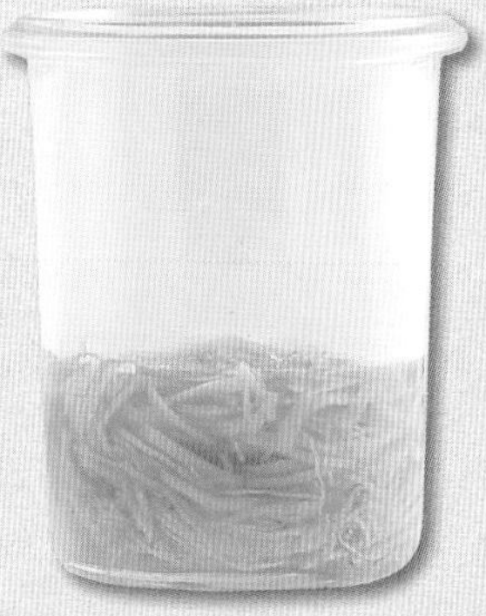

生薑

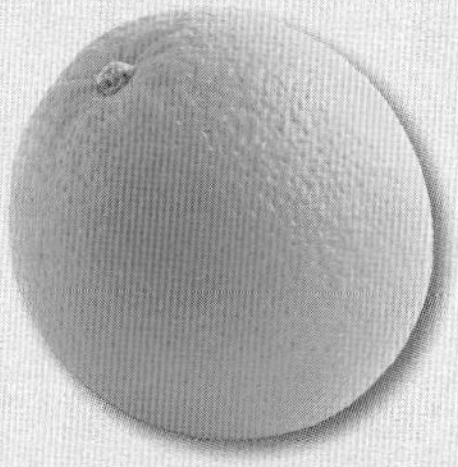

柳橙

含有將近溫州橘一倍的維生素C。生成酸味的主要成分檸檬酸，能有效消除疲勞，提升免疫力（參考P.23）。

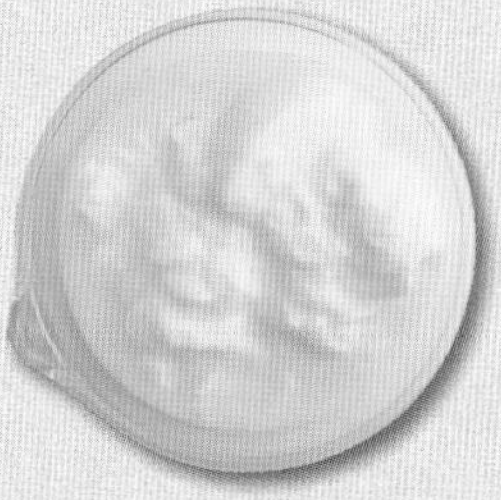

優格

乳酸菌可增加腸內益菌，藉此強化免疫力（參考P.25）。

◎材料（1人份）

蜜漬生薑…1大匙
柳橙…1個
無糖優格…200ml

◎作法

1 將柳橙榨成果汁，或是剝皮後取出果肉。

2 將步驟**1**、蜜漬生薑、優格放進攪拌機攪拌。

這個時候就要喝這個！

06 過敏性鼻炎、花粉症

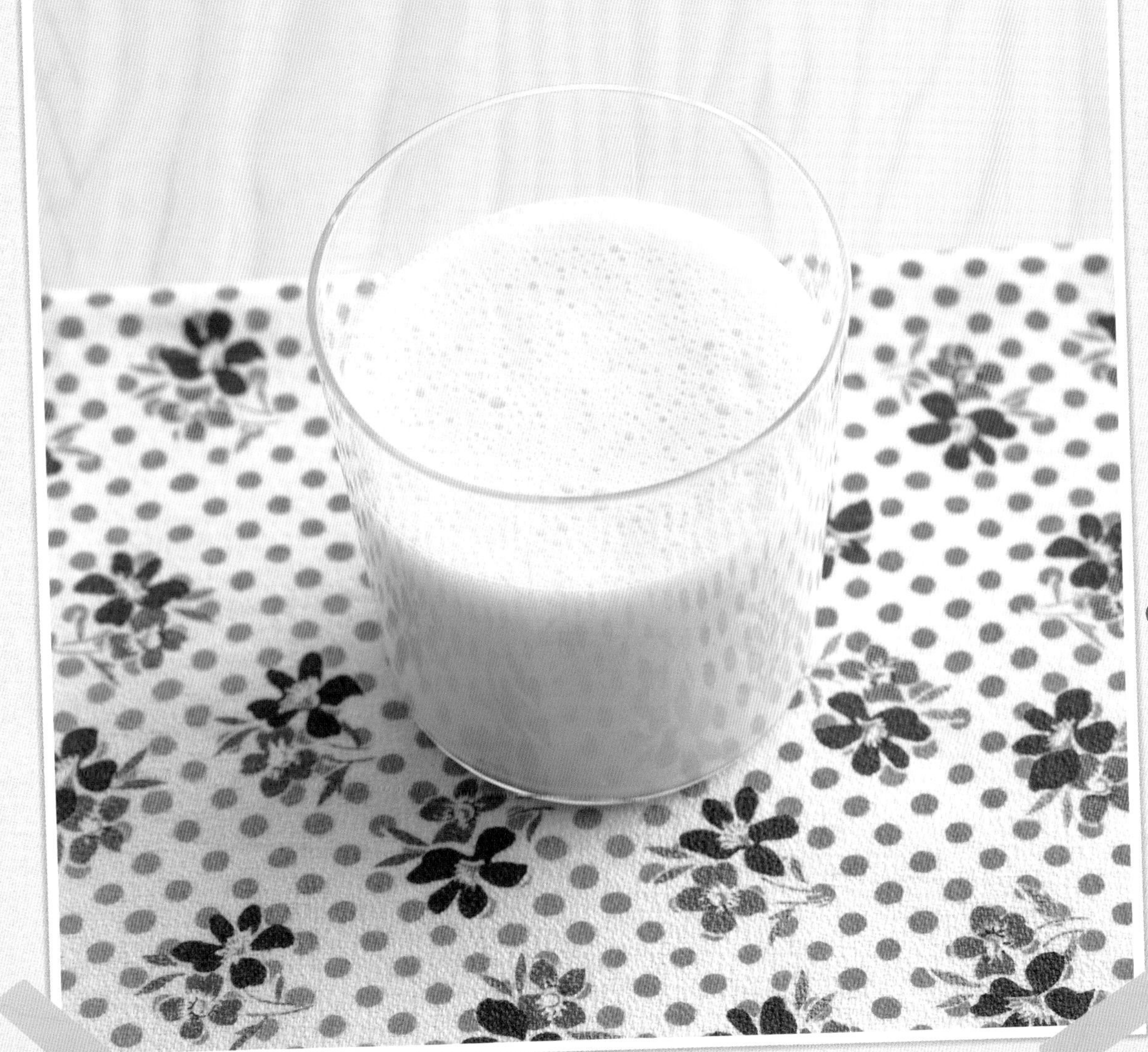

這個時候就要喝這個！

07 眼睛疲勞

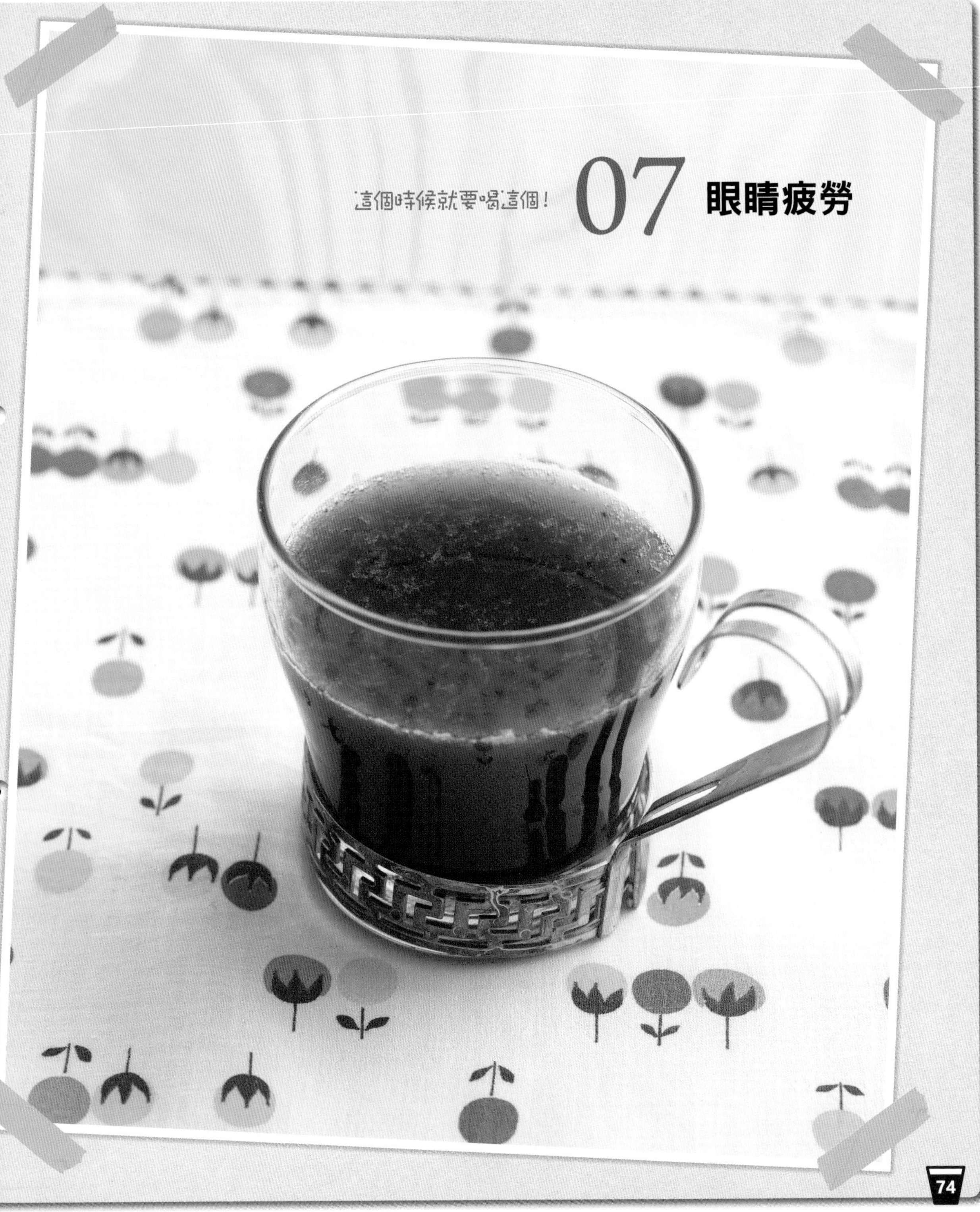

Variation

蜜漬葡萄柚&藍莓汁

利用藍莓和紅酒的相乘效果提升抗氧化力，可增進眼睛功能。
藍莓連皮加入，能更有效率地攝取膳食纖維。

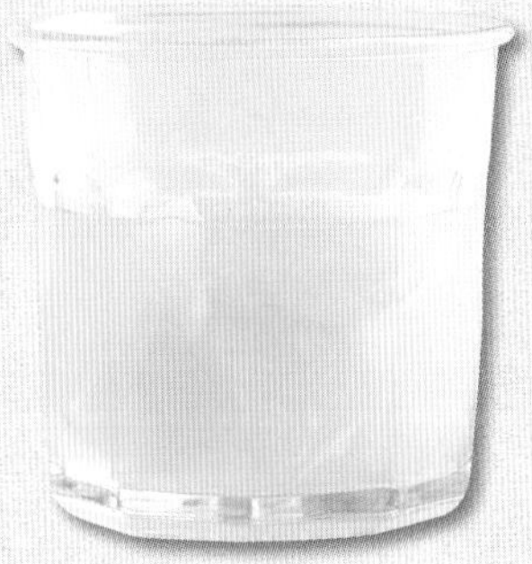

蜜漬葡萄柚

＋

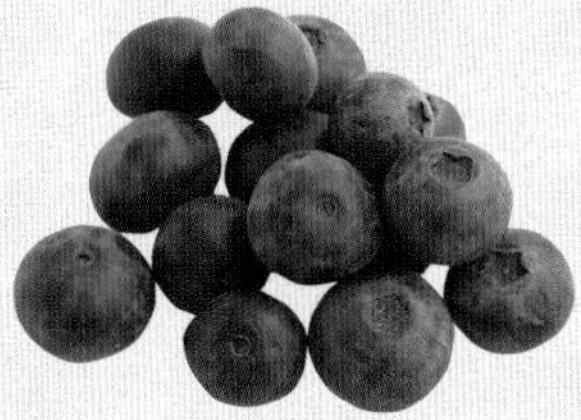

藍莓

藍紫色的色素花青素，具有舒緩眼睛疲勞等眼睛不適症狀的功效。花青素最豐富的部分在果皮部位，連皮吃吸收效率更佳。也含有大量預防老化的維生素E和膳食纖維。

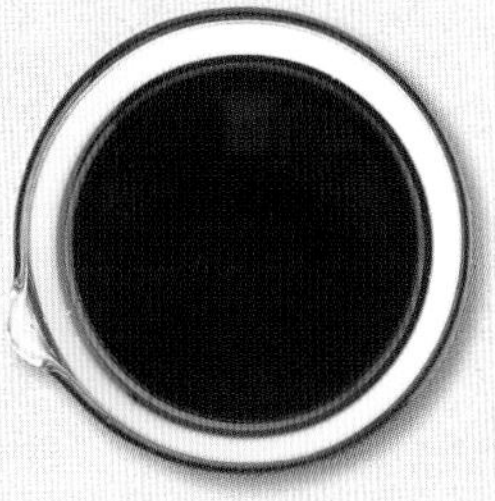

紅酒

和藍莓一樣含有大量的多酚成分、花青素。

◎材料（1人份）

蜜漬葡萄柚…1大匙
藍莓…50g
紅酒…2大匙
水…200ml

◎作法

1 將藍莓清洗乾淨。

2 將步驟**1**、蜜漬葡萄柚、紅酒、所需份量的水加進杯子攪拌。

＊使用黑棗取代藍莓也OK。
＊將紅酒加熱，待酒精揮發後會變得比較容易入口，不習慣酒精類的人，可不添加紅酒。

蜜漬葡萄柚&酪梨優格

蜜漬葡萄柚加上酪梨和核桃，可補足消除疲勞不可獲缺的維生素！
覺得有點疲倦時，就用這1杯恢復體力吧。

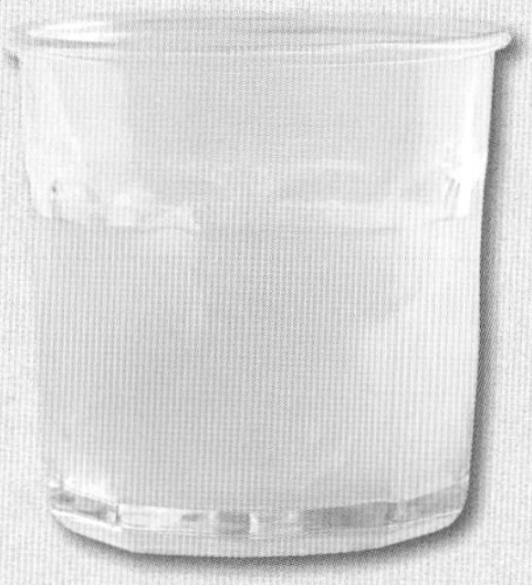

蜜漬葡萄柚

＋

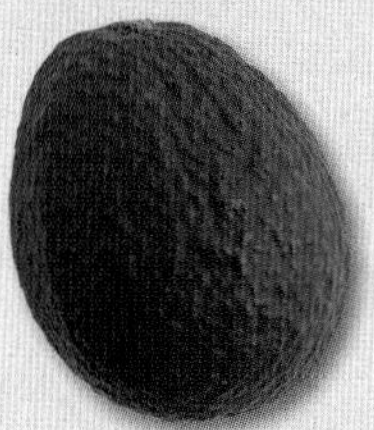

酪梨

維生素和礦物質含量均衡、豐富。尤其是所含豐富的維他命E，被譽為重返年輕的維生素。可促進血液循環，有效消除疲勞。

牛奶

（參考P.64）

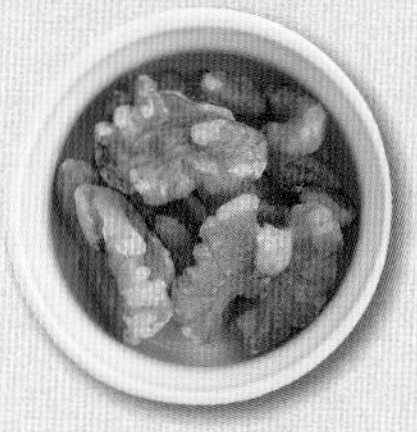

核桃

含有優質蛋白質和維生素。和酪梨一樣含有豐富的維生素E，能量代謝高，有效消除疲勞。

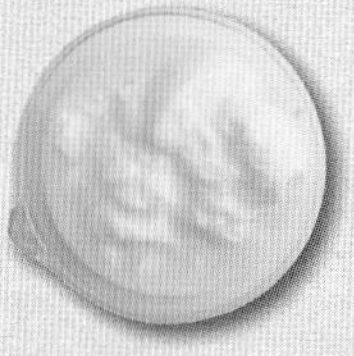

優格

（參考P.72）

◎材料（1人份）

蜜漬葡萄柚…1大匙
酪梨…1/2個
無糖優格…2大匙
牛奶…200ml
核桃…適量

◎作法

1. 將酪梨剝皮，切成適當的大小。
2. 將步驟**1**、蜜漬葡萄柚、優酪、牛奶、少量核桃加進攪拌機攪拌。
3. 接著移到玻璃杯，在上面放入少許的核桃。

這個時候就要喝這個！

08 疲勞

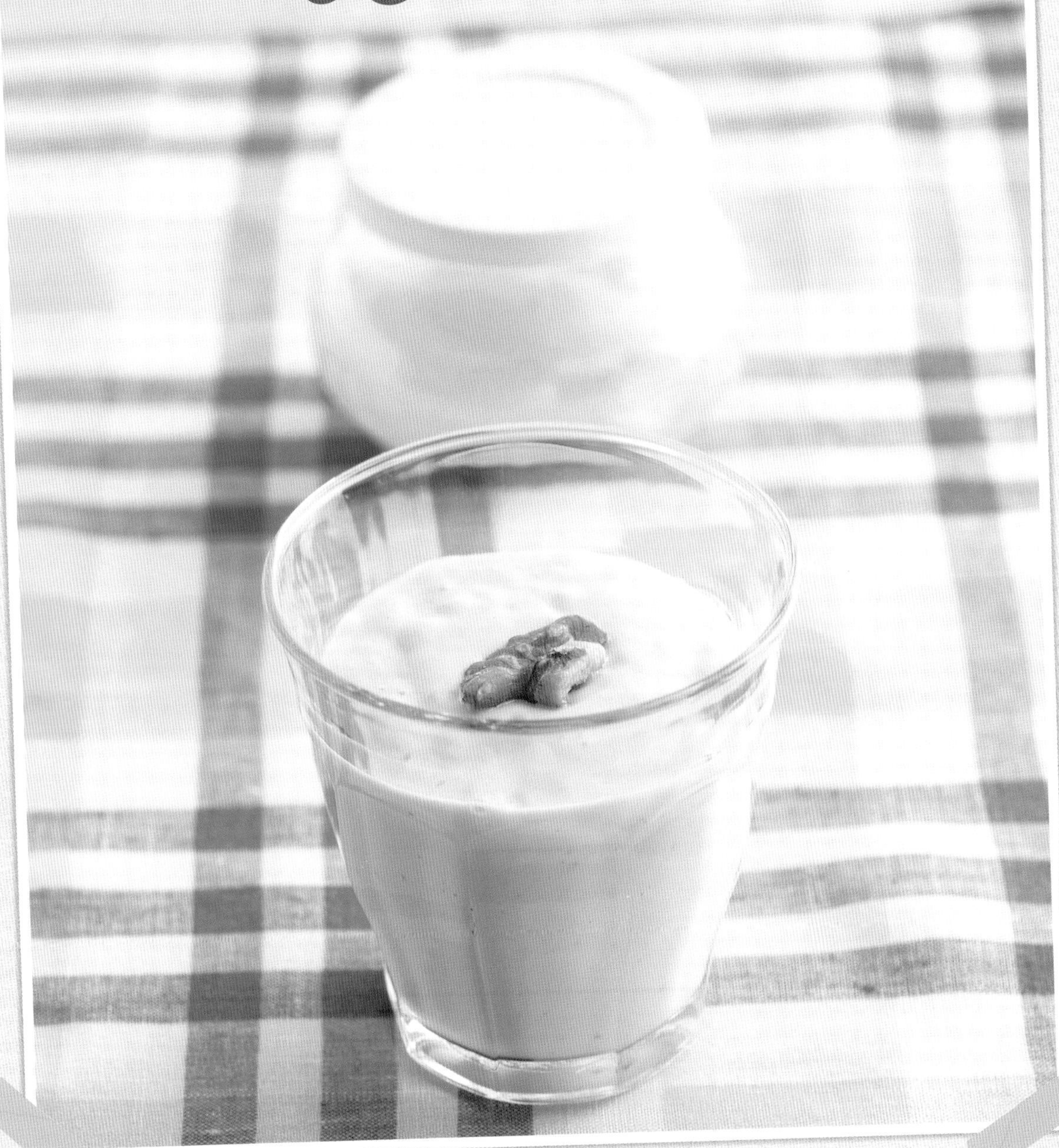

這個時候就要喝這個！

09 便秘

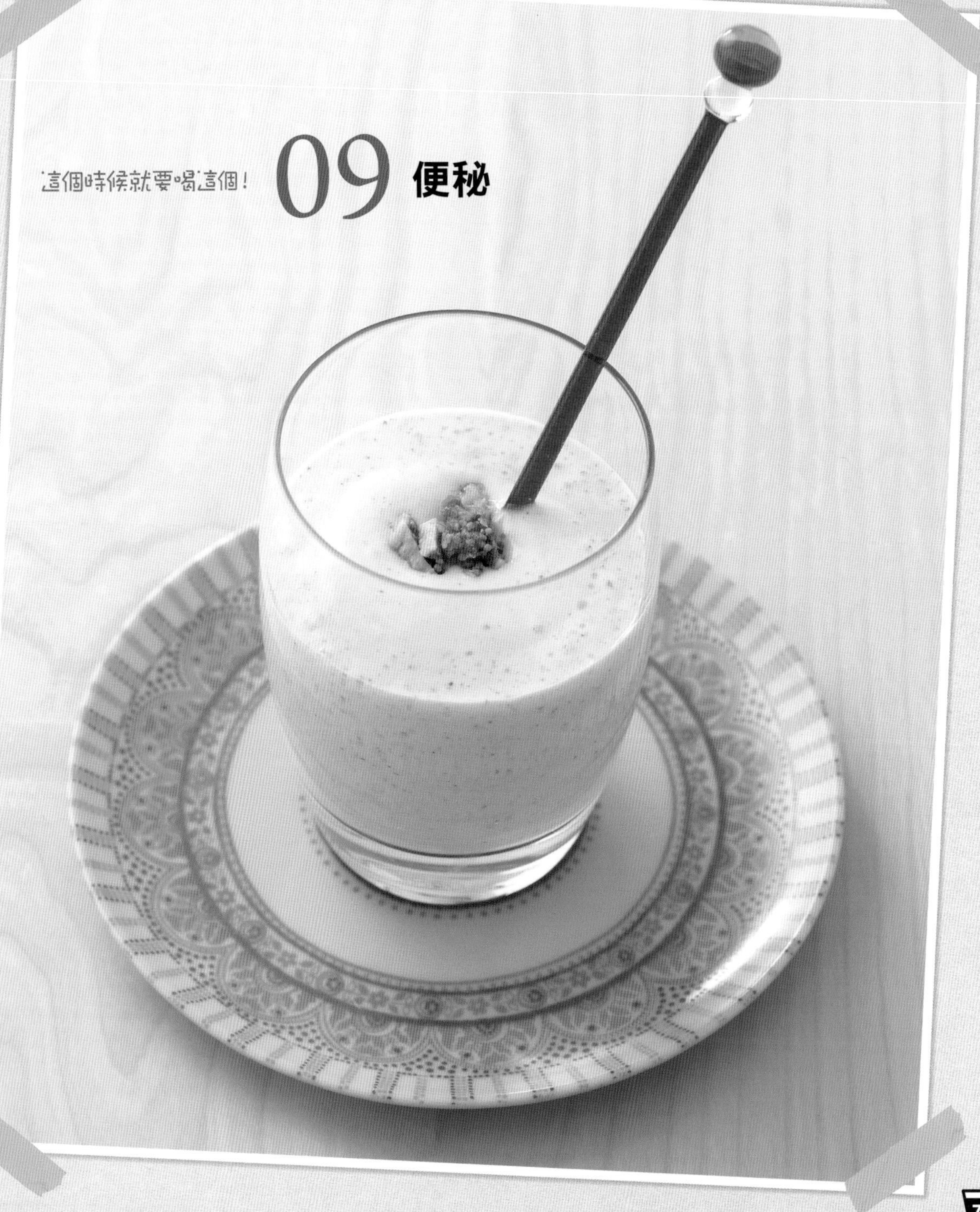

Variation

蜜漬奇異果&豆漿無花果飲

藉由膳食纖維和富含礦物質的水果力量，幫您把腸道清乾淨。
加入豆漿口感就很足夠！

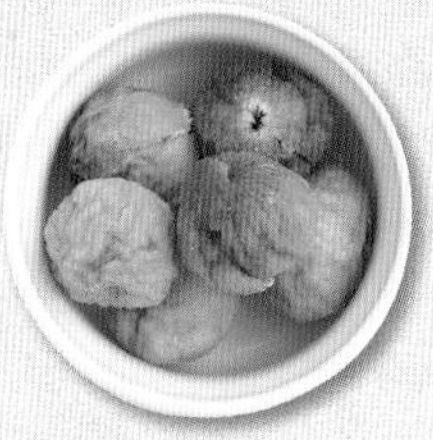

無花果

含有大量水溶性膳食纖維的果膠，可調整腸胃機能，促進排便順暢。礦物質也很豐富，自古以來被當作有療效的水果使用。

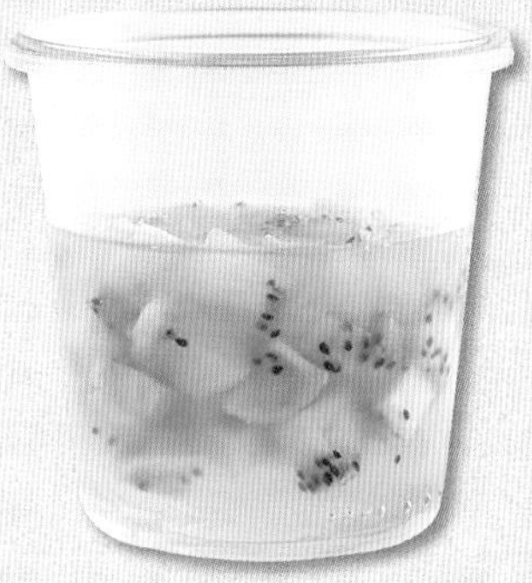

蜜漬奇異果

＋

豆漿

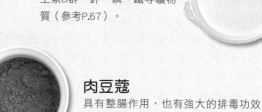

除了植物性蛋白質，還含有維生素B群、鉀、磷、鐵等礦物質（參考P.67）。

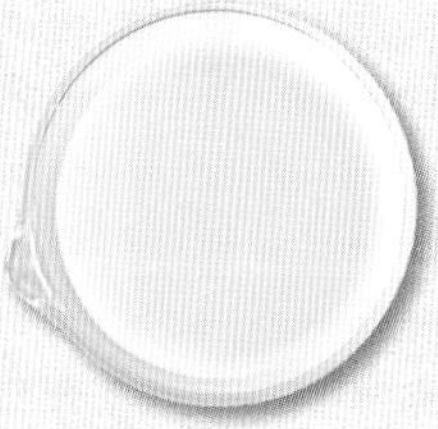

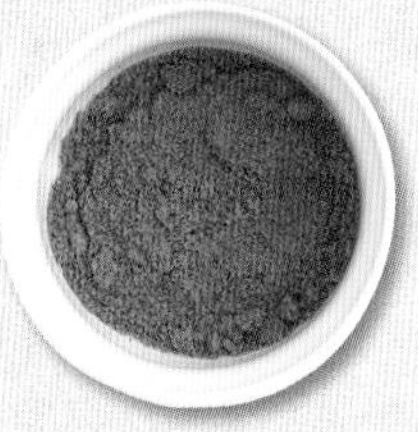

肉豆蔻

具有整腸作用，也有強大的排毒功效（參考P.71）。

◎材料（1人份）

蜜漬奇異果…1大匙
無花果（乾果類型）…2個
無糖優格…1大匙
豆漿…200ml
肉豆蔻（粉末）…1/2小匙

◎作法

1 將無花果切碎。

2 將步驟**1**留下一些作為裝飾用，接著放入攪拌機，再將剩餘的材料倒入攪拌機攪拌。

3 將步驟**2**倒入玻璃杯，把無花果放在上面。

＊如果是用生的無花果製作，份量大約1顆。沒有無花果的話，用黑棗也OK。具有一樣的效果。

蜜漬生薑熱茶

在溫熱的奶茶中加入蜜漬生薑和肉桂的無國籍茶飲。
身體暖和了，就可以趕跑虛寒。

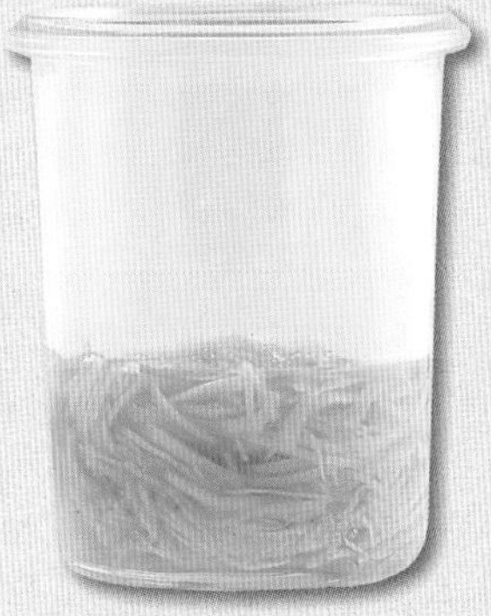

蜜漬生薑

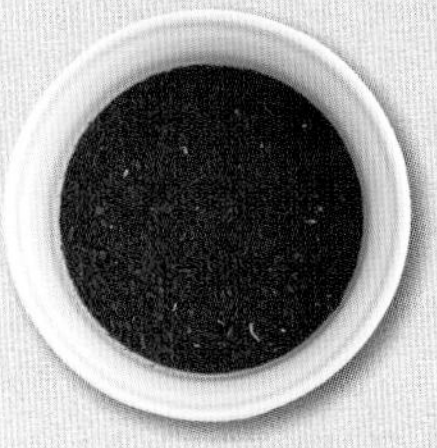

紅茶

紅茶在中藥裡屬性較為溫和。具有暖和身體、解渴的功效。民眾常在紅茶中加入各種中藥，當成藥膳茶飲用。

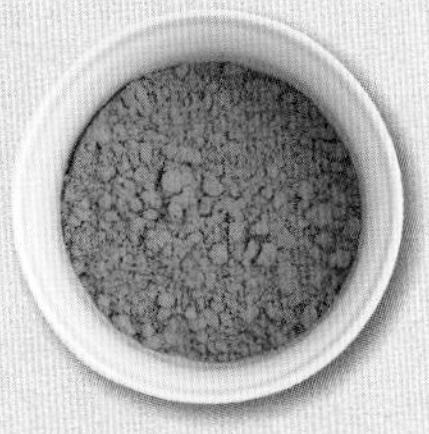

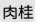

肉桂

不只可暖和身體，還具有提高腸胃機能的功效，對食欲不振時也很有效（參考P.63頁）。

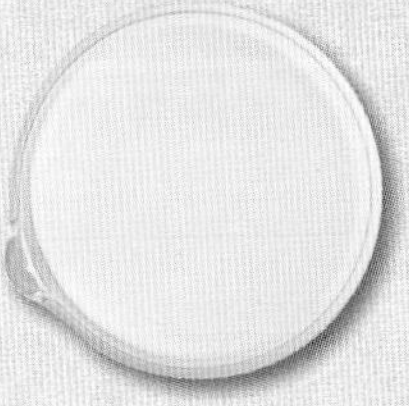

牛奶

（參考P.64頁）

◎材料（1人份）

蜜漬生薑…1大匙
紅茶（茶葉）…1小匙
牛奶…200ml
肉桂（粉末）…1/2～1小匙

◎作法

1 將紅茶的茶葉和牛奶放進小鍋子中熬煮。另外，可以在熱牛奶中放進茶包，製成奶茶。

2 在步驟**1**中加入蜜漬生薑、肉桂後攪拌均勻。

這個時候就要喝這個！

10 虛冷症

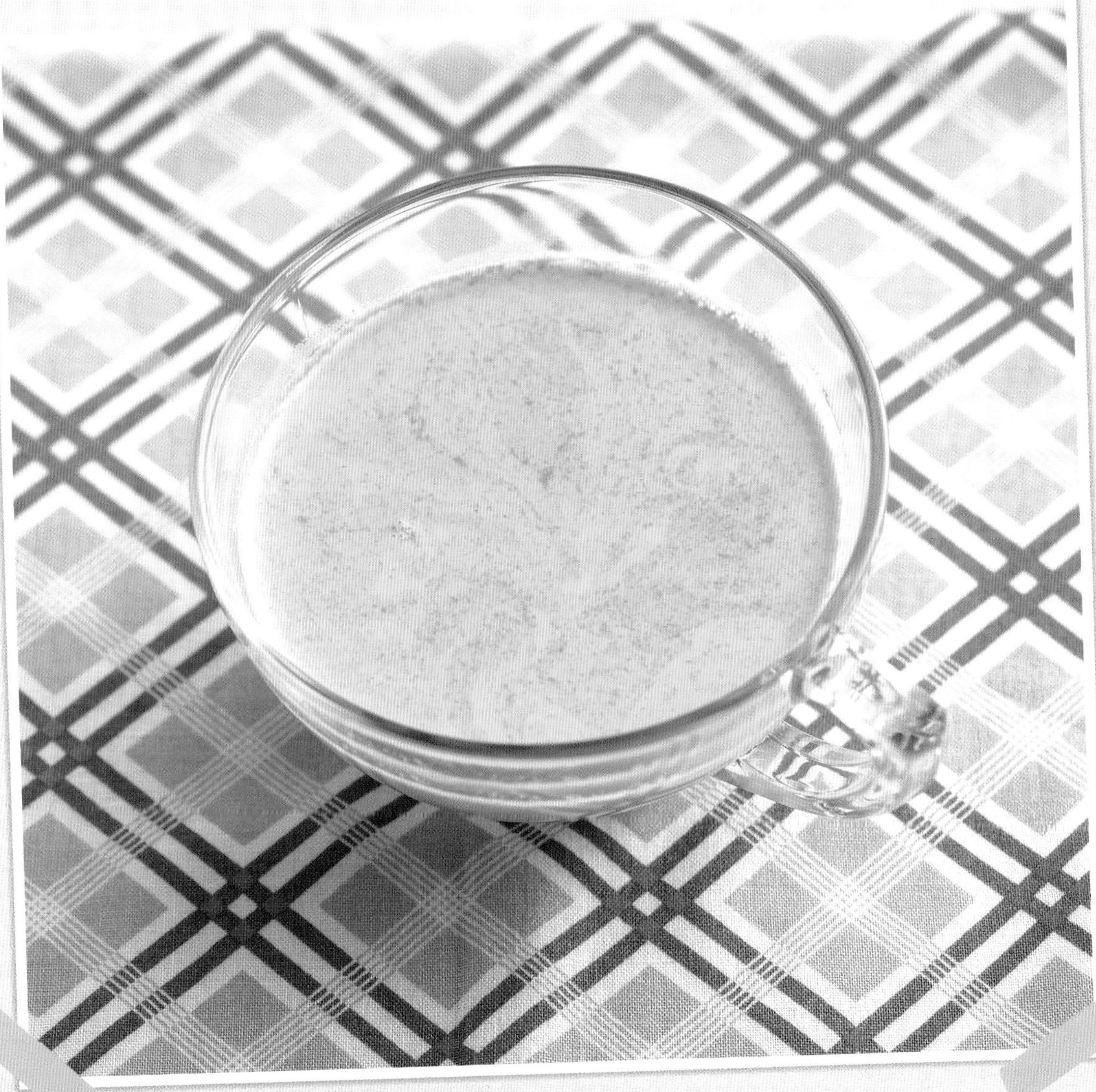

這個時候就要喝這個！

11 皺紋、雀斑

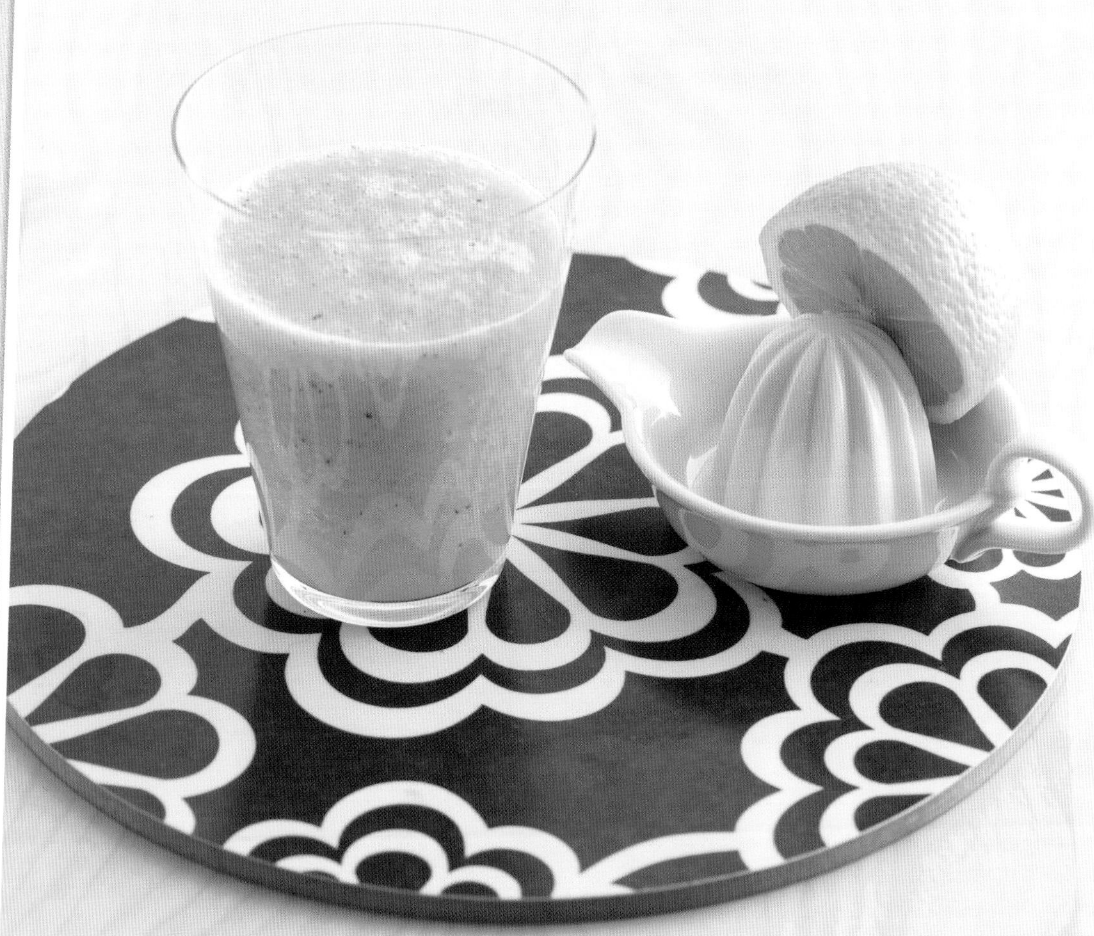

Variation

蜜漬奇異果&甜椒柳橙汁

甜甜沒有嗆澀味的甜椒適合製成果汁。
色澤鮮艷也是魅力。搭配水果會更容易入口，
且富含抗老化不可欠缺的維生素C！

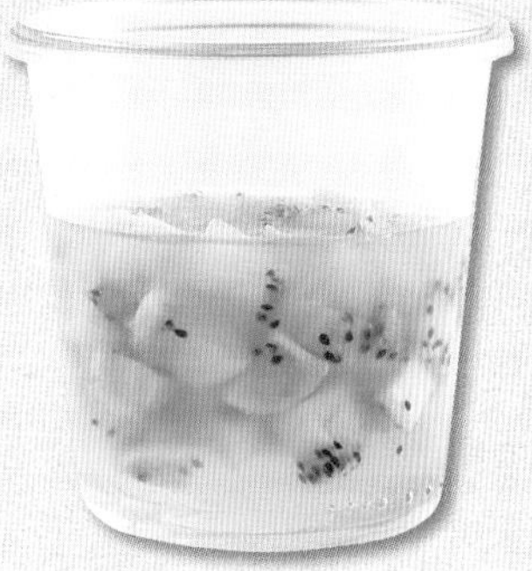

蜜漬奇異果

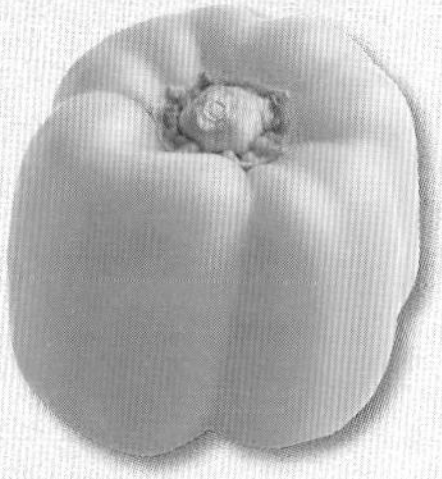

甜椒

甜椒比青椒含有較多的維生素C，可促進膠原蛋白的生成，有效預防皺紋形成。
另外也含有豐富的ß-胡蘿蔔素、維生素E，可發揮抗氧化的能力，提高免疫力。

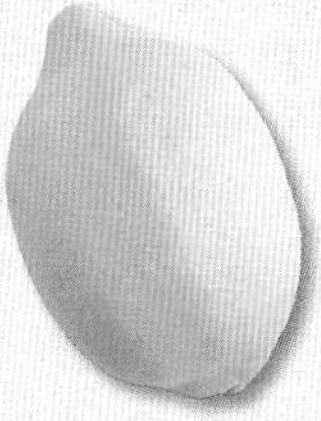

檸檬

含有大量的維生素C（參考P.68）。

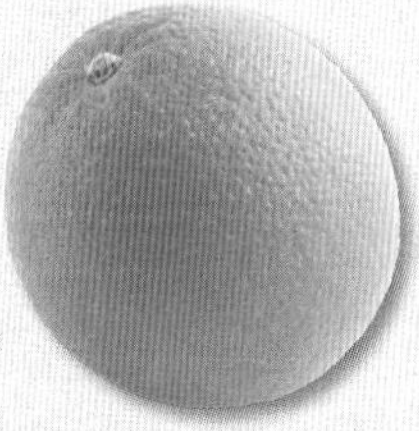

柳橙

除了維生素C，也含有豐富水溶性纖維「果膠」（參考P.72）。

◎材料（1人份）

蜜漬奇異果…2大匙
甜椒…1個
柳橙…1個
檸檬…1/2個
水…50ml

◎作法

1. 甜椒切除蒂頭、去除內籽後，將甜椒切碎。
2. 柳橙榨成果汁或剝皮取出果肉。將檸檬榨汁。
3. 將蜜漬奇異果、步驟**1**、步驟**2**、所需份量的水加進攪拌機攪拌。

蜜漬奇異果枸杞汁

略帶甜味，有枸杞風味的美味果汁。
枸杞子能夠滋潤乾燥的毛髮。
和被認為對治療少年白髮有益的奇異果很契合！

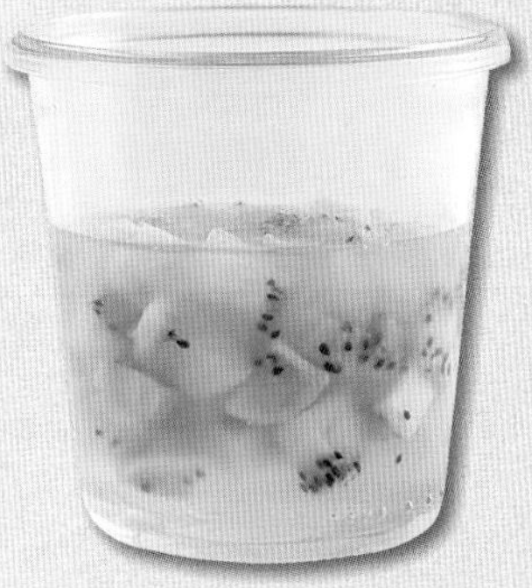

蜜漬奇異果

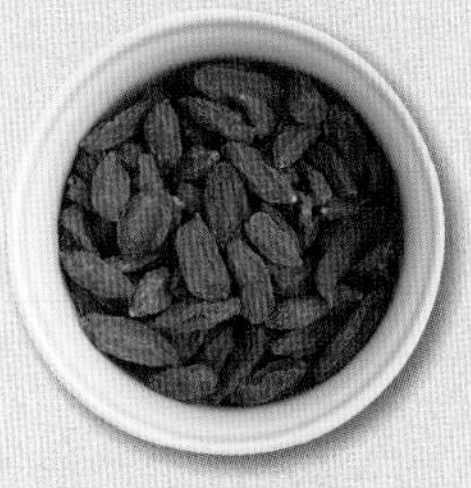

枸杞子

經常被當作中藥使用。被認為可提升肝腎機能，對白髮、眼睛疲勞、預防老化有功效。

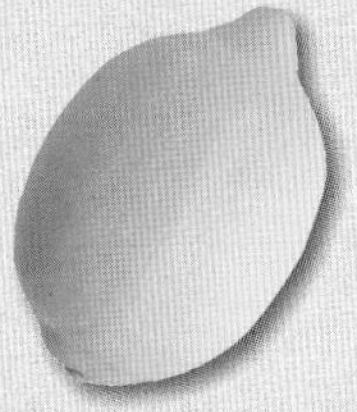

檸檬

（參考P.68）。

◎材料（1人份）

蜜漬奇異果…1～2大匙
枸杞子…30g
水…200ml
檸檬…1個

◎作法

1 枸杞子在所需份量的水中大約浸泡1小時，泡軟備用。

2 將檸檬榨汁。

3 將蜜漬奇異果、步驟**1**連同浸泡枸杞子的水加進攪拌機，並且加入檸檬汁後攪拌。

12 毛髮問題（掉髮、白髮等）

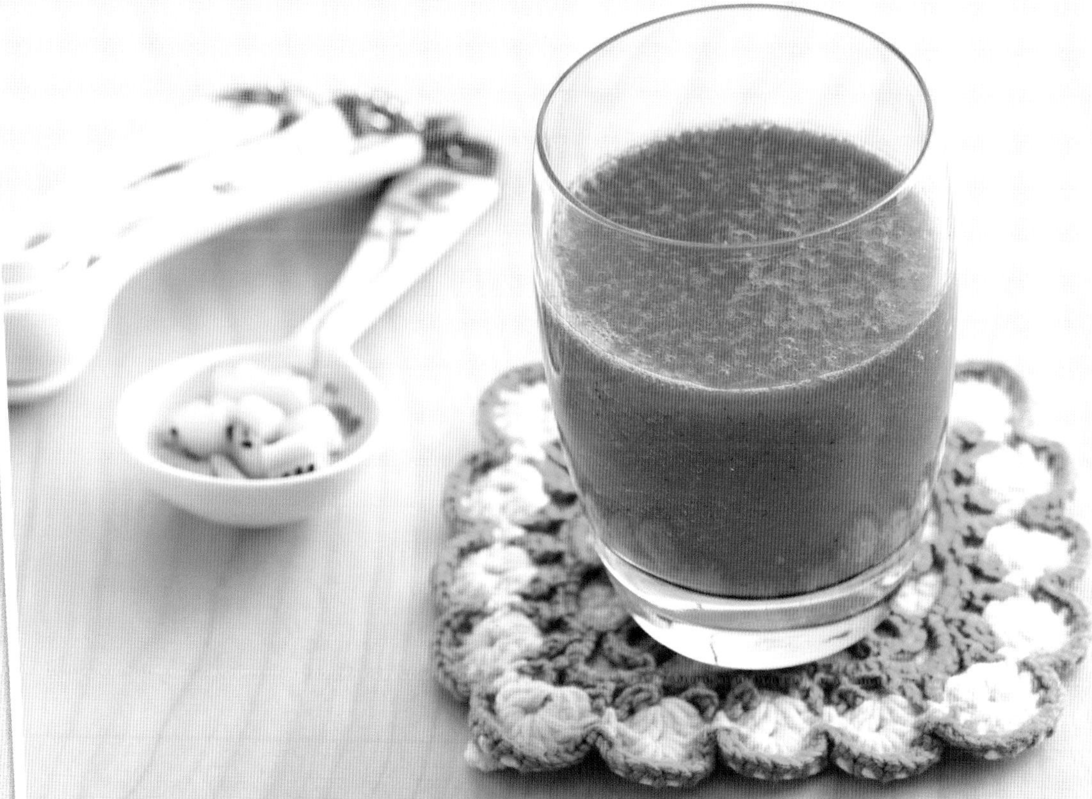

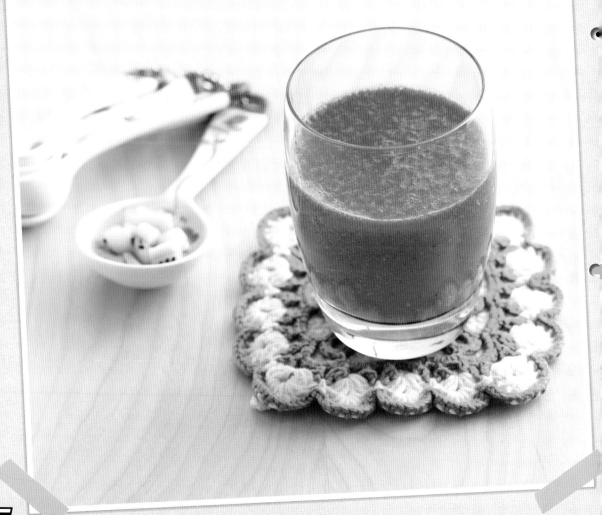

這個時候就要喝這個！

13 月經問題

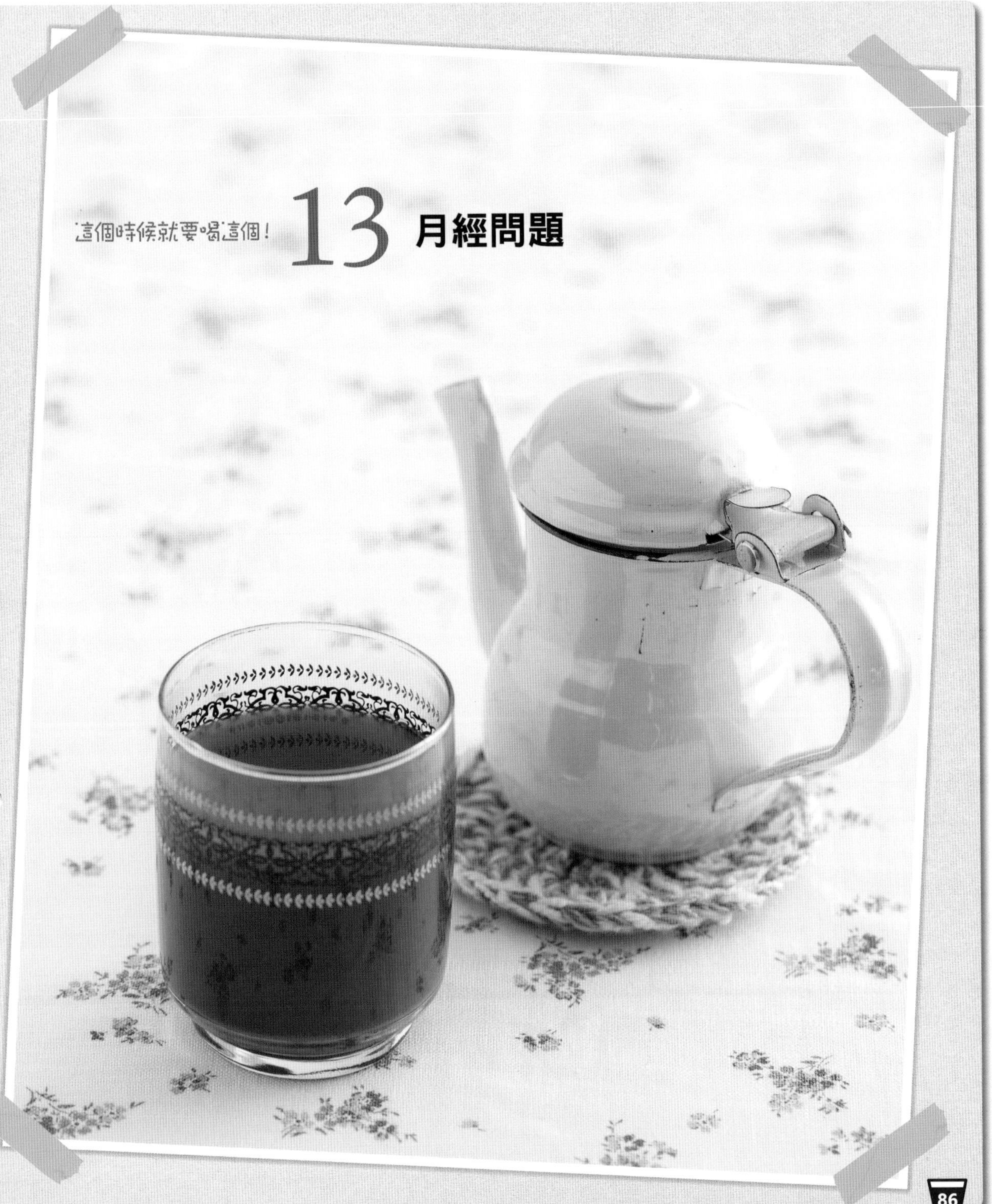

Variation

蜜漬生薑&艾草肉桂茶

搭配生薑、艾草、肉桂的茶飲具有獨特的風味和香氣。
藉由促進血液循環溫暖身體，治癒月經問題所引起的疲憊身軀。

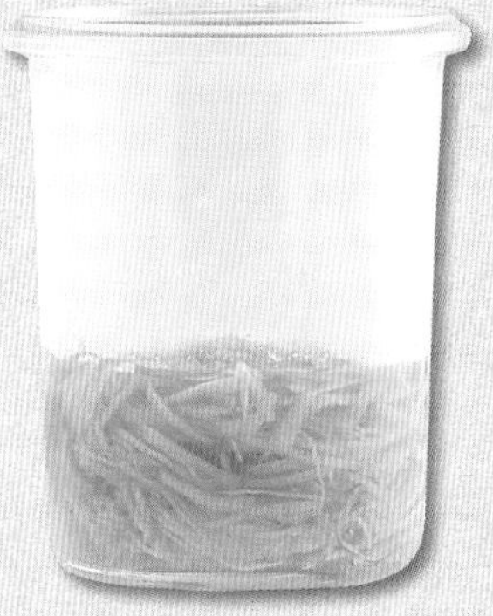

蜜漬生薑

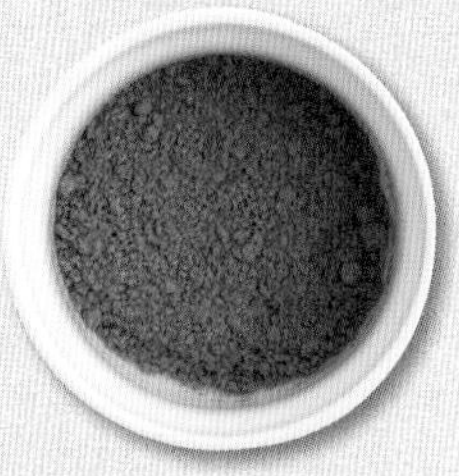

艾草

因艾草麻糬或艾草茶而為人所熟知，乾燥後的是稱為艾葉的中藥。可促進血液循環、驅寒、減輕寒冷所帶來的疼痛。被當作治療腹部寒冷所造成的經痛、生理不順的中藥使用。

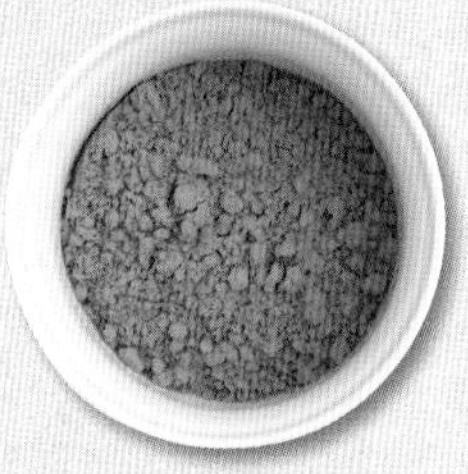

肉桂

具有暖和身體的功效（參考P.80頁）。

◎材料（1人份）

蜜漬生薑…1大匙
艾草（乾燥・粉末）…1小匙
肉桂（粉末）…1小匙
熱開水…200ml

◎作法

將所有材料放入容器中充分攪拌。

＊如果沒有艾草的粉末，也可以使用艾草茶代替。

「美」和「健康」的祕訣大公開！

美麗與活力
滿點的
岡本羽加老師的餐桌

燃脂蔬果汁＆蔬菜湯的研發者

岡本羽加老師的餐桌上，

滿載著讓人美麗有活力的提示。

讓我們一起探究其中的祕密吧！

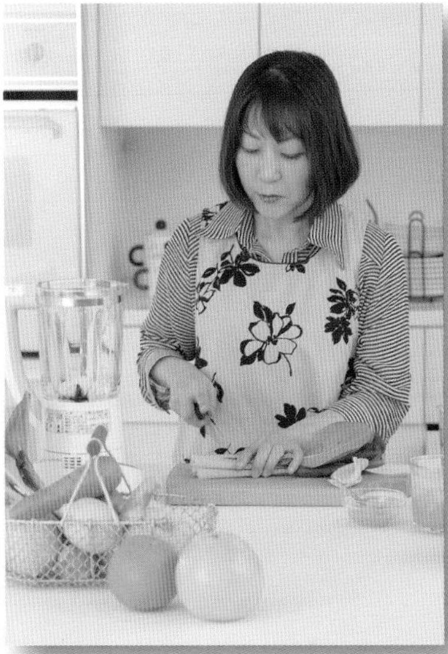

藉由蔬菜或水果

製成的生鮮果汁，

攝取充足的酵素。

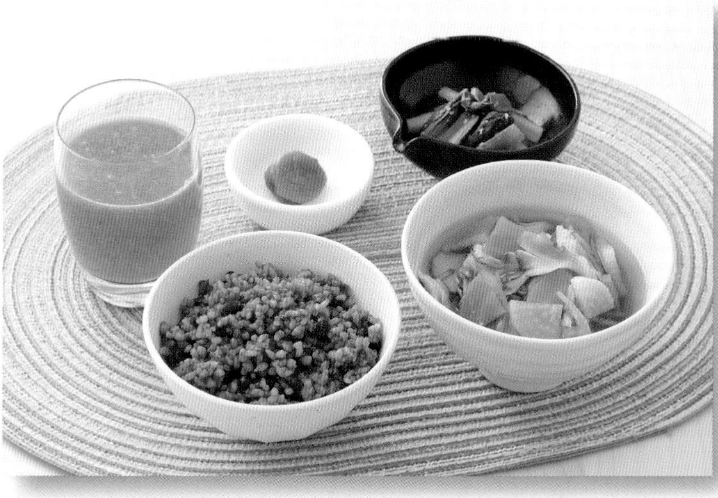

雖然是簡單的食物，
營養卻很足夠。
搭配果汁和蔬菜湯，
滿足感十足！

燃脂蔬果汁搭配酵素糙米、一道涼拌青菜等常備菜。然後是燃脂蔬菜湯。梅乾也是不可缺少的。梅子含有的檸檬酸能使肝臟功能旺盛，提升排毒功效。

早餐「一湯一菜」
再搭配生鮮果汁。
確實地吃進肚子。

岡本羽加老師擁有苗條身材以及令人驚訝的細緻肌膚。聽說其中的秘訣就在於「確實地吃早餐」。

蔬菜滿點的燃脂蔬菜湯、一道涼拌青菜等常備菜，再加上1顆梅乾。米飯則是長年食用的「酵素糙米」這是讓糙米和紅豆發酵製成的米飯。

「由於不像糙米那麼硬，所以容易消化，耐餓度也不錯」岡本老師這樣說。

早餐似乎也很留意攝取青春之源，酵素滿載的生鮮蔬菜和水果。

「每天早上會利用攪拌機自製蔬菜或水果的生鮮蔬果汁來喝」。

加上蔬果汁，毫無缺點的健康餐桌就完成了。

重新檢視飲食生活很重要。
這麼一來，
就可以由內而外，
健康美麗一身輕。

如此美麗的老師，身體也曾經變差過。

「不知怎地總覺得不夠，養成吃零食、炸豬排或披薩等高油脂食物的習慣」。

像是體重漸漸增加…增加了將近快10公斤。持續著均衡的飲食之後，身體狀況大幅改變。

「排便變得像以前一樣順暢，身體也變輕盈了。體重也立刻恢復到原來的重量。」

「不管是爲了健康還是瘦身，身心平衡很重要。以食物爲契機，養成健康的生活方式。」

費盡心思所想出來的燃脂蔬果汁、燃脂蔬菜湯

何謂岡本式瘦身成功法？

驗證打造成
易瘦體質的力量！

絞盡腦汁想出燃脂蔬果汁和蔬菜湯所隱藏的
驚人瘦身力量的岡本老師，運用本身成功的瘦身體驗加以驗證。
想必能夠解開「為什麼能瘦下來？」、「真的可以瘦下來嗎？」
這些疑問。

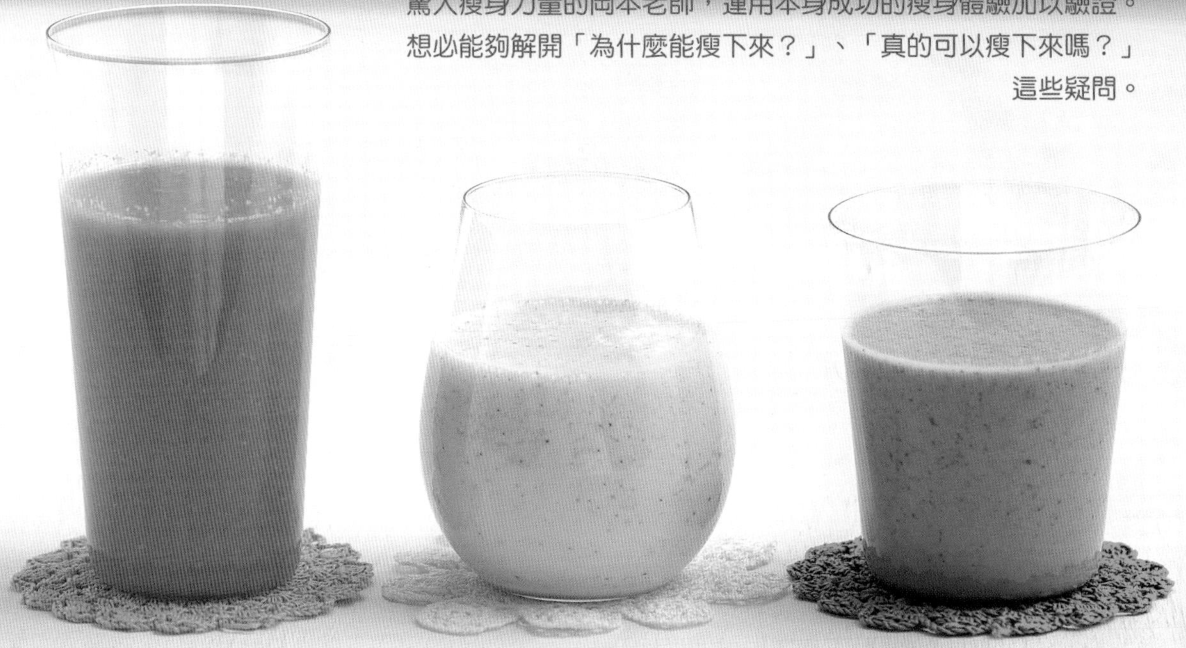

均衡的飲食一旦崩壞，「毒素」就會慢慢累積在體內。

「就算睡覺也無法完全消除疲倦」、「治不好虛冷症」、「生理不順造成嚴重的經痛」等，在我的身邊有許多人有著以上各種症狀。這是體內出現問題的信號。就算身體狀況沒有明顯變化，也千萬不能掉以輕心。

生活習慣或飲食均衡一旦崩壞，「毒素」就會慢慢累積在體內。然後在你不注意的時候，對身體造成負擔。

不可思議的是，一旦人們習慣性地攝取麵包、糕點、肉類、油脂、加入太多糖分的重口味料理等「陰性」（中醫裡認爲讓身體變冷的性質）食品，身體就會想要吃進更多這類食物。在無形中養成不好的飲食習慣，結果就是越來越胖，相信許多人有這樣的經驗。

能夠阻斷這種「虛冷惡性循環」的，就是燃脂蔬果汁和燃脂蔬菜湯。由於兩者都使用了溫暖身體效果卓著的食材，只要加入飲食當中，身體就會找回原本的感覺。這樣一來，自然減少對肉類或甜食的渴望，舌頭的感覺變得敏銳，漸漸吃出蔬菜的美味。與此同時，虛冷症和腸胃虛弱也能得到改善。

原本是為了重新檢視患者的飲食生活所想出來的食譜，竟成為燃脂蔬菜湯誕生的契機。

不瞞您說，說出這番話的我以前也很喜歡麵包、布丁、肉類等食物，有著就算是客套話也談不上苗條的體型。明明是爲了所有人的健康開設健身院，卻在做瑜珈姿勢時，被自己的腹部脂肪頂住，著實辛苦。於是想出燃脂蔬菜湯的食譜。當時的食材有胡蘿蔔、洋蔥、高麗菜、番茄、西洋芹、青椒。一旦開始吃，就毫不感到痛苦地開始變瘦。排便變順暢，身體也變得輕盈。

在覺得「這個不錯！」持續進行過程中，自然減少了麵包等的攝取量。然後大約經過兩個星期，體重瘦了7公斤，變成47公斤。

進一步想出將食材換成蘿蔔、胡蘿蔔、洋蔥、舞茸、生薑的食譜。這次介紹的燃脂蔬菜湯就是這個。以隨手可得簡單便宜的材料且製作容易，整體瘦身力量也會提升。現在的體重維持在44公斤。

這次提出把蔬菜水果製成的生鮮蔬果汁取代早餐，並加入晚餐喝燃脂蔬菜湯的瘦身方案。如果是蔬果汁，即使是忙碌的早上也能簡單製作。構想出即使是減肥新手，也能輕鬆開始的計畫。

「在短時間內一次獲得漂亮與活力」的，就是燃脂蔬果汁。

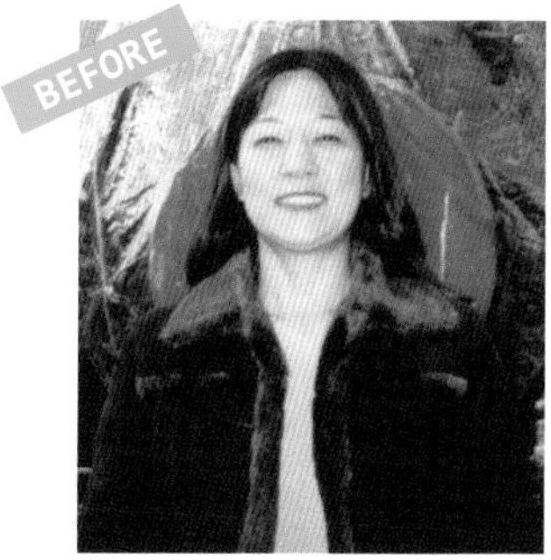

曾經因為腹部脂肪妨礙做瑜珈的姿勢，為此吃盡了苦頭。

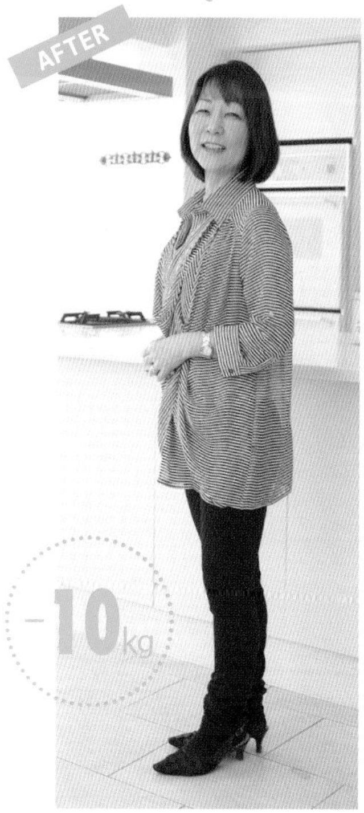

藉由燃脂蔬果汁和燃脂蔬菜湯持續均衡的飲食後，體態變輕盈了。免疫力提升，肌膚也變得有光澤。

利用飲食提高自然治癒能力！

何謂藥膳？何謂中醫？

本書中不時地出現「中醫」、「藥膳」這樣的名詞。

為了阻斷「虛冷惡性循環」，考慮到選擇溫暖身體的食材很重要，於是採用了中醫的思想。

在此稍微為大家說明與本書有關的「藥膳」的概念。作為有助於支持瘦得健康又美麗計畫的依據。

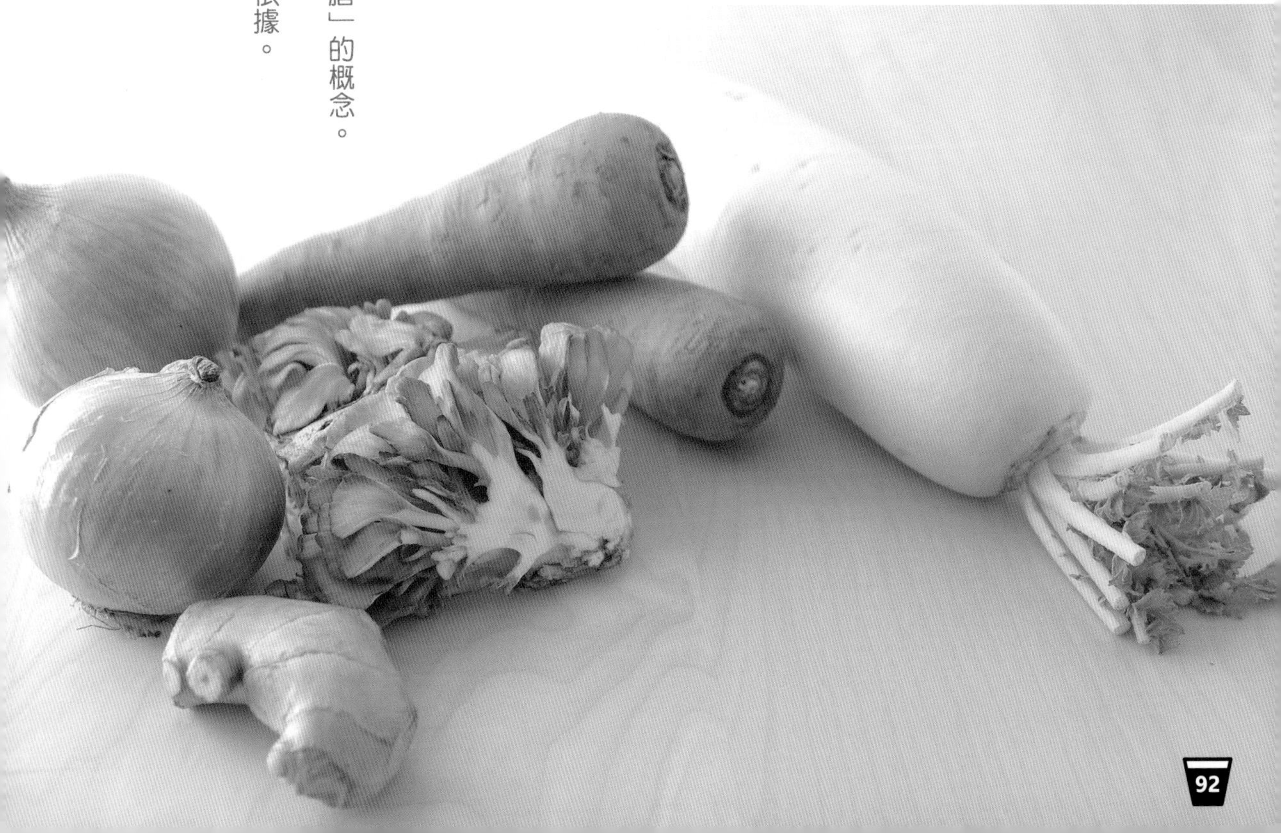

治療在體內發出警訊的「未症」

常常「睡很久也無法消除疲勞」、「手腳冰冷」、「沒有食欲」等，雖然沒有嚴重到需要就醫的地步，身體狀況卻持續下滑……大家有過這樣的症狀嗎？那就是所謂的「未症」，女性常見的症狀。未病是身心失去平衡的警訊。雖然大多不屬於西醫的治療對象，然而中醫則擅長治療這樣的未病。

最重要的是提升自然治癒力

中醫認爲調節身心平衡，提升自然治癒力，沒有比這更重要的事。由該思想基本的「陰陽論」和「五行說」這兩種理論構成了「陰陽五行說」。

所謂的五行說，就是把自然界的原理原則應用在人體上。自然界裡的一切萬事萬物都是由「木」、「火」、「土」、「金」、「水」五種元素所構成，彼此間相互聯繫和相互制約，構成平衡、變化、循環的理論。

不管哪一種理論，都適用在身體或精神上，平衡一旦崩壞就容易生病，爲中醫的概念。

將食材的「陰」「陽」特徵運用到飲食中

所謂的「陰陽論」，就是將宇宙間一切事物劃分爲陰陽兩類的理論。舉例來說，就像天和地、白天和夜晚由對立要素構成，陰陽平衡被視爲理想狀態。

食物也有陰陽之分，可溫暖身體的爲陽性、使身體變寒冷的爲陰性。藥膳也是以這個想法爲基礎，來搭配適合身體的食材。

將食物的陰陽性質分成五個階段，是爲「五性」的想法。具有溫暖身體、興奮作用的爲「溫性」、「熱性」，具有使身體變冷、鎮定作用的爲「涼性」、「寒性」，不冷不熱的則爲「平性」。寒性體質的人適合吃「溫性」、「熱性」的食物，熱性體質的人則適合「涼性」、「寒性」食材。

另外，食材也跟當季有關。酷熱的夏天會吃些降溫的食物，寒冷的冬天則是攝取能夠溫暖身體的食物。北國收穫的食物及根菜類等涼寒食材，大多爲南國的水果或夏天的蔬菜，平性食材則是作爲主食的米、玉米、豆類等。就這個意義來說，藥膳中認爲食用當季食物最能維持健康。

想要改善尚未形成疾病卻總覺得身體不適的「未症」，每天的飲食很重要。請配合身體狀況和季節，聰明地將五性運用到飲食生活中。

早 燃脂蔬果汁 × 晚 燃脂蔬菜湯

一星期飲食記錄

記錄每天的飲食，就是成功瘦身的第一步。既可獲得「已經吃過」的滿足感，又可反過來檢討「吃太多」的問題。活用左頁的表格，確認瘦身是否按照計畫進行。持續了兩到三星期的瘦身計畫時，請拷貝表格以供使用。

填寫範例

第 1 天	
8月 4日（星期一）	
體重 55.5 kg	
體脂肪率 28.0 %	
基本果汁 1	早餐
汁煮味噌鯖魚 日式輕醃蘿蔔 ・味噌 ・白飯	午餐
蔬菜湯 蒸雞 日式炒牛 白飯減量／碗	晚餐
紅茶	零食

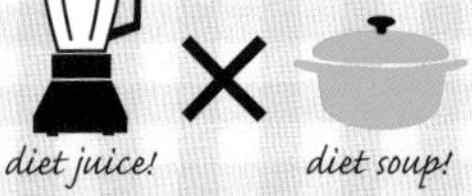

第7天	第6天	第5天	第4天	第3天	第2天	第1天	
月 日 （星期 ） 體重 kg 體脂肪率 %	月 日 （星期 ） 體重 kg 體脂肪率 %	月 日 （星期 ） 體重 kg 體脂肪率 %	月 日 （星期 ） 體重 kg 體脂肪率 %	月 日 （星期 ） 體重 kg 體脂肪率 %	月 日 （星期 ） 體重 kg 體脂肪率 %	月 日 （星期 ） 體重 kg 體脂肪率 %	
							早餐
							午餐
							晚餐
							零食

PROFILE

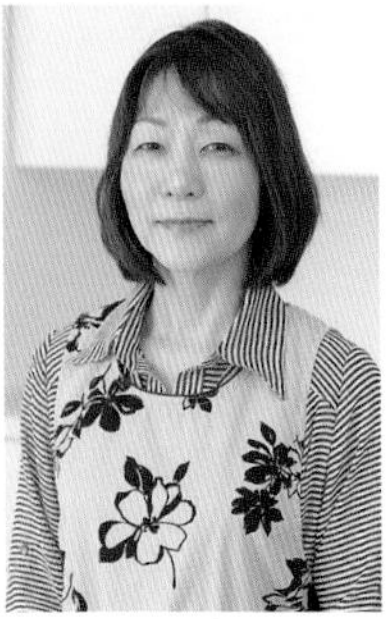

岡本羽加

西藏體操協會代表、針灸按摩師、國際藥膳師。

さらさら堂針灸院2002年在大阪市開業。自行研發出改善體質計劃「SARASARA蔬菜湯」。透過研討會或演講的方式指導西藏體操、冥想法、呼吸法等，提供大衆廣泛的健康美容相關資訊。

著作豐富，包括《毒出し脂肪燃焼ダイエットスープ》《もっと毒出し脂肪燃焼ダイエットスープ》（以上為主婦之友）《スピリチュアル. エクササイズDVD付きチベット体操　若返りの秘儀》（河出書房新社）等。DVD《健康になるチベット体操》（ポニーキャニオン）、《チベット体操. 若返りの儀式》（ベンテンエンタテインメント）好評發行中。

さらさら堂　http://www.sarasaradou.com

TITLE

脂肪燃燒！7天喝出不復胖好體質

STAFF

出版　三悅文化圖書事業有限公司
作者　岡本羽加
譯者　劉蕙瑜

總編輯　郭湘齡
責任編輯　黃思婷
文字編輯　黃美玉
美術編輯　謝彥如
排版　黃家澄
製版　明宏彩色照相製版股份有限公司
印刷　桂林彩色印刷股份有限公司
法律顧問　經兆國際法律事務所　黃沛聲律師

代理發行　瑞昇文化事業股份有限公司
地址　新北市中和區景平路464巷2弄1-4號
電話　(02)2945-3191
傳真　(02)2945-3190
網址　www.rising-books.com.tw
e-Mail　resing@ms34.hinet.net

劃撥帳號　19598343
戶名　瑞昇文化事業股份有限公司

初版日期　2015年5月
定價　250元

ORIGINAL JAPANESE EDITION STAFF

撮影　鈴木江実子
　　　山田洋二
日方編集　平野麻衣子

國家圖書館出版品預行編目資料

脂肪燃燒!7天喝出不復胖好體質 / 岡本羽加作
; 劉蕙瑜譯. -- 初版. -- 新北市 : 三悅文化圖書,
2015.06
96　面 ; 21 X 14.8　公分
ISBN　978-986-5959-90-6(平裝)
1.減重 2.果菜汁 3.湯

411.94　　104006896

DOKUDASHI SHIBOU NENSHOU DIET JUICE

Originally published in Japan in 2014 by SHUFUNOTOMO CO.,LTD.
Chinese translation rights arranged through DAIKOUSHA INC.,Kawagoe.